高血圧の9割は「脚」で下がる！

石原結實

青春新書
INTELLIGENCE

はじめに

日本には高血圧症の人が4000万人から5000万人いるとされている。その95%が、〝本態性《ほんたいせい》〟高血圧である。「本態性」とは、「原因がよくわからない」という意味だ。そこで、西洋医学は、その原因を究明すべく、昇圧（血圧を上げる）物質やホルモンの研究に躍起である。

昇圧物質としては、副腎髄質《ふくじんずいしつ》や交感神経から分泌されるアドレナリン、ノルアドレナリン、腎臓から分泌されるレニンやアンジオテンシン……などが明らかにされてはいるが、「本態性高血圧」の原因物質とはいえない。

つまり、9割以上の高血圧の原因が不明なのである。

しかし、おおよそ世の中に原因のない結果など存在しない。「高血圧」という結果には、必ず原因があるはずである。

心臓の弁膜症や甲状腺機能亢進症《こうじょうせんきのうこうしんしょう》などの病気があり、それらの病気の症状群の1つとして「高血圧」を呈するという「二次性高血圧」を除き、若者には、基本的には高血圧は存在しない。

以前は、血圧の基準値（上＝収縮期血圧）は年齢に「90」を足した値、つまり、60歳の人で150㎜Hg、80歳の人で170㎜Hgくらいである、といわれていた。つまり、血圧は年齢とともに上昇することを表している。ということは、「高血圧」は「老化現象の1つ」ということができよう。

老化現象としては、「皮膚のシワ」「老眼」「白髪やハゲ頭」……が頭に浮かぶが、昔の人がいみじくも喝破《かっぱ》しているように、老化現象を端的に、しかも万人に共通して表れる症状として表現している言葉が「老化は足（脚）から」である。

つまり、年齢とともに足＝下肢（太もも、ふくらはぎ）の筋肉が衰えて、筋量が減少し、下肢が弱くなってくる頃に、「もの忘れ」「息切れ」「シミ・シワが増える」「新聞の字が読みにくい」「歯が抜ける」「便が細くなる」「頻尿になり、尿の勢いがなくなる」「手足や腰に痛みが出る」……の老化の症状が表れてくる。それと並行するかのように「高血圧」「脳卒中」「心臓病」「糖尿病」「ガン」……も発症しやすくなる。

極論をおそれずにいえば「高血圧は老化病」だから、下肢の筋肉をしっかり鍛え、若い頃と同じような筋量を保つことが、高血圧の予防、改善には肝要である。

本書では、「なぜ、9割の高血圧は〝脚〟で下がるのか?」、そして、「どうすれば〝脚〟から血圧を下げられるのか」、その方法を伝えていきたい。

高血圧の9割は「脚」で下がる！　目次

2章　高血圧は無理に下げてはいけない　45

4章　高血圧によく効く「食べ物」「食べ方」　107

5章　高血圧がよくなる生活習慣　155

本文イラスト／池田須香子
本文ＤＴＰ／エヌ・ケイ・クルー

序章

「降圧剤なし」「減塩なし」で血圧が下がった5人の症例

歩くことをはじめ、下肢の筋肉の鍛錬がいかに血圧を下げるのに役立つかについて、症例を挙げながら説明しよう。

●運動嫌いの「大食漢」でも無理なく血圧低下

私の40年来の親友である国会議員のAさん（60代、男性）は、若い頃から「鯨飲馬食《げいいんばしょく》」の形容がぴったりの大食漢。少なめに食べるように、との小生の忠告にも馬耳東風で、大食の限りを尽くしていたら、40代で糖尿病を患うことになった。

糖尿病の治療も受けられてはいたが、徐々に悪化し、50代で、糖尿病性腎症を併発し、血圧が急上昇。ひどい時は上210／下120㎜Hgになって、頭痛で起き上がれなくなったこともあった。4～5種類の降圧剤（血圧を下げる薬）を服用しても効きが悪く、低い時でも170～180／95～100㎜Hgの高血圧。

運動をして減量するよう忠告するが、「時間がない、場所がない」とおっしゃって、なかなか運動してくれない。ならば、さほど広くはないが議員宿舎の中を、夜の入浴前に20

〜30分歩くようにと話した。

「狭いところで効率よく下肢の筋肉を鍛えるために」と、「横歩き」「後ろ歩き」も意識的にやってもらった。

日頃は使わない筋肉を使って歩くのだから、下肢の筋肉に対して、かなりの刺激になったのであろう。

食事の量は変わらないのに、半年で９kgも減量し、下半身にも力がみなぎり、何となくどっしりされてきた。血圧も１４０〜１５０／90〜95mmHgと安定し、糖尿病の状態もすこぶる改善された。

●仕事が多忙になった途端、高血圧に

Bさん（52歳、男性）は、ここ20年間、週2〜3回、1回につき10kmのジョギングをし、マラソン大会にも年1〜2回出場するほど、健康そのものの体を誇っておられた。身長１７０cmで55kgとスリムなボディは、30代と思えるほど。

しかし、50歳になって、会社で課長に昇進すると、多忙をきわめるようになり、定期的

なジョギングができなくなった。月1～2回走ると、息切れがして疲れるので、次第に走らなくなった。

すると、1年間で8kg太って63kgに。その結果、これまで120～130／70～80㎜Hgと常に正常血圧だったのに、150～160／95～105㎜Hgの高血圧になった。

会社の診療所の医師からは降圧剤を服用するように強くすすめられたが断り、週2回、1回につき2～3kmくらいのスロー・ジョギングを再開した。

その効果は顕著に表れ、体重減少とともに血圧も下がっていき、今は体重57kg、血圧130～135／75～80㎜Hgと安定している。

そのメカニズムは後ほど詳しく説明するが、下半身の鍛錬が不足すると血圧が上がり、しっかり下半身を動かすと血圧が下がる、ということを雄弁に示してくれる症例である。

●降圧剤をやめられた、ある習慣

Cさん（55歳、女性）は、10年前の主婦健診で、自覚症状はなかったものの160／86㎜Hgの高血圧を指摘され、降圧剤2種類の服用を始めた。血圧は130台／80台と安定したが、ある時、胸痛《きょうつう》発作に襲われた。狭心症の診断のもと、血管拡張剤や血液をサラサラにする薬が追加された。

その1年後、今度は右下肢に冷えを感じ、長時間歩くと歩きづらくなるので、血管外科を受診したところ、下肢の動脈に血栓が詰まっているとの診断が下された。さらに薬が追加され、胃薬なども含め毎日10種類もの薬の服用を余儀なくされた。

「薬を少しでも減らしたい……」との相談を受けたので、スポーツ・ジムに入会し、筋肉運動をするようすすめてみた。

２～３ヶ月は逡巡《しゅんじゅん》されていたが、いざ入会してみると、イケメンのインストラクターの丁寧な指導もあり、週３回楽しんで通うようになられた。運動が終わって、ジム内にあるサウナや岩盤浴を利用するのも楽しみになった。すると、１５５㎝、60㎏の体重が半年で６㎏減少し、血圧も１００～１１０／50～60㎜Hgに下がりすぎたので、主治医に相談して降圧剤などを徐々に減らしてもらった。

最終的に3種類の薬が残されたが、体調も良好なので、自分の判断で服用をすべて中止し、今では、まったくの薬なしでも血圧は１２０～１３０／70～80㎜Hgに安定している。体調もすこぶる良好である。

Cさんが、ジムでやられた運動は、最初はトレッドミル（ベルトコンベアーの上を歩いたり走ったりする器具）で15分間歩き、次に自転車こぎを15分、それから、椅子に座った姿勢で両足首に2kgの重量を負荷して、両下肢の伸展と屈曲を行う（レッグ・エクステンション）というもの。つまり、〝脚〟の筋力増強を主眼にしたトレーニングである。

●「高血圧に運動は禁忌」なんてウソ

Dさん（70歳、女性）は、見かけは50代に見えるほど華やかで活発な女性。

しかし、平成23年頃より、時々、200／100mmHgと突然血圧が急上昇し、不整脈も併発するようになった。救急車で病院に搬送されて、降圧剤を処方されて服用し、血圧が130／70mmHgくらいになると、「ふらつき」「手足のシビレ」「頭痛」「ドキドキ」が表れ、かえって調子が悪くなる、ということを、これまで4～5回もくり返されている。

最高に血圧が上がった時が215／115mmHg。また、降圧剤で血圧が最も下がった時が110／50mmHgで、その時は「全身のシビレ」「吐き気、嘔吐」の症状が出る、という極端な症状の持ち主でもある。二次性高血圧の可能性も含めて、さまざまな検査を受けられるも、すべて異常なし。

ただ、Dさんが「調子がよい」と感じられるのは、医師からは禁止されているスポーツ・ジムに行って筋肉運動をした時。ジムでは器具を使って、上半身はベンチ・プレスやスタンディング・プレス、下半身はスクワットやレッグ・エクステンションなどの筋肉運動を上下均等にやられる。運動後は、降圧剤を服用していなくても、140〜145／80〜85㎜Hgと常に安定するという。

一般の医師、とくに、スポーツ医学に明るくない医師は、「高血圧に運動は禁忌《きんき》」というが、運動によって血管が拡張すること、発汗や排尿がよくなって塩分が排泄《はいせつ》されること……などにより、むしろ血圧は下がるのである。

Dさんには、「運動したい」「運動すると気持ちがよさそうだ」と本能が感じるなら、ぜひ今後もジムでの筋肉運動を続けるように、とすすめている。

●朝の散歩で「心不全」も防げる

Eさん（70歳、男性）は、166㎝、65㎏の会社の社長さん。これまでの人生、すこぶる健康で薬の服用もほとんどされたことがない。

健康法は、毎朝4時に起床し、近くの公園を1時間かけて散歩すること。朝食はニンジン・リンゴジュース（作り方は後述）2杯だけですませ、自宅から約4㎞の距離にある会社まで徒歩で通われ、毎日トータルで1万5000歩くらいの歩数になるという。

2013年の秋、3ヶ月ぶりに電話があり、しばらく話していると、いつもの張りのある声も少々トーンダウン。時々、咳《せき》をされて、息が切れる感じが、電話の向こう側から伝わってくる。

「社長、ここのところ体重が増えてませんか」と尋ねると、「ここ3ヶ月で、5㎏増えました」とおっしゃる。私の勘が的中。「心不全」の兆候である。

すぐに来てもらって診察をすると、やはり、肺の下のほうに「水」がたまり、脈も乱れ、いつもは130～140／70～80㎜Hgくらいの正常血圧なのに、180／110㎜Hgと高血圧状態だ。

体重5㎏の増加は、下肢、肺、心臓の周囲をはじめ全身にたまった水のせいである。また、血圧上昇も血液中の水分量が多くなったためだ。

さっそく、ジゴキシンという強心剤を1日1回服用してもらうことにした。1週間後に電話をすると、「驚くほど小便が出ます。1週間で5㎏もやせました（実はたまっていた水が排泄されたため）。このままいくと3ヶ月で、体重がなくなります……」と、以前の元気がもどり、駄ジャレも連発されるようになった。

血圧も、130／80㎜Hgと安定。「これまで、お元気そのものだったのに、心不全になられた原因として、何か思い当たるものがありますか？」と尋ねたところ、「今年（2013年）の夏が暑かったものですから、朝の散歩と徒歩での通勤をやめ、その結果1日2000〜3000歩くらいしか歩かなかったからでしょうか……」とおっしゃる。

「その通りです。とにかく、治療のつもりで以前のように1日1万〜1万5000歩、歩いてください」とアドバイスした。

その後は、文字通り、雨が降っても、槍が降っても、毎日1万歩以上歩いておられる。もちろん、血圧、心臓ともに、完全に健常を保っている。

このように高血圧の予防、改善には脚＝下半身の健康が何より重要であることはおわかりいただけただろう。

1章

なぜ西洋医学では高血圧がよくならないのか

●高血圧とは

血液は、心臓の4つの部屋の1つ、左心室から大動脈内に送り出される。心臓が収縮して大動脈へ血液を送り出す時の圧力が収縮期血圧（俗にいう〝上の血圧〟）で、心臓が拡張して全身の静脈から心臓に血液が流れ込む時の血圧を拡張期血圧（〝下の血圧〟）という。

西暦2000年までは、血圧の正常値は、上が140㎜Hg未満、下が90㎜Hg未満、高血圧は、上が160㎜Hg以上、下が95㎜Hg以上で、その中間は「境界型高血圧」と呼ばれ、もちろん、降圧剤の処方はなされていなかった。

ところが2000年に、日本高血圧学会が高血圧の基準を突然、収縮期血圧が「140」以上、拡張期血圧が「90」以上に引き下げ、さらには血圧を下げる場合の目標値を上「130」、下「85」とした。つまり、以前であれば「ふつう」と見なされていた血圧の人まで「病気」と見なされ、「治療」されるようになってしまったというわけだ。

血圧は主として、心拍出量（心臓から送り出される血液の量）と、末梢血管抵抗（末梢血管に血液が流れる際に受ける抵抗）によって決定されるが、ほかに動脈壁の弾力性、血液の粘度（いわゆる、血液のドロドロ度）、血管内を流れる血液の量なども関与し、さらに、神経やホルモンの作用も微妙に絡んでいる。

「上」の血圧のみ高い「収縮期高血圧」（たとえば180／70mmHg）は、心拍出量の増加や動脈硬化による大動脈の弾力性の低下（主に老人）が原因で起こってくる。大動脈弁閉鎖不全症やバセドウ病では、心拍出量が増加し、このタイプの高血圧になる。

「下」の血圧のみ上昇する高血圧（たとえば120／100mmHg）を「拡張期高血圧」という。末梢血管の抵抗が増大するのが主な原因で、このタイプの高血圧は、時間がたつと、上の血圧も次第に上昇してくる。

(図表1) 高血圧の分類

	収縮期血圧		拡張期血圧
至適血圧	120未満	かつ	80未満
正常血圧	130未満	かつ	85未満
正常高値血圧	130〜139	または	85〜89
軽症高血圧	140〜159	または	90〜99
中等症高血圧	160〜179	または	100〜109
重症高血圧	180以上	または	110以上

●西洋医学では高血圧の9割が原因不明

高血圧には、前述したように、原因が特定の病気に由来するものではない「本態性高血圧」と、何か病気があって、その病気の1つの症状として高血圧を呈してくる、という「二次性（または症候性）高血圧」の2種類がある。先述したとおり、本態性高血圧が高血圧の95％以上を占めている。

●血圧はたったこれだけの条件で変動する

血圧は1日のうちで、いろいろな条件により簡単に変化する。一般に上（収縮期血圧）のほうが、下（拡張期血圧）より変動が大きい。

不安、恐怖、興奮、感動、寒さ、運動、熱い風呂……等々で、交感神経が刺激されて、副腎髄質からアドレナリンが大量に分泌されると、血管が収縮し、心臓の収縮力も増して、血圧が上昇する。

家で測る時はいつも正常血圧なのに、病院で測ると高い、というのを「白衣性高血圧」という。医師や看護師の着ている白衣を見て緊張した結果、血圧が上昇するのである。

家庭で、自分自身で測定した血圧値のほうが、医師や看護師が測定した血圧値よりも、将来の脳卒中や心筋梗塞が起きやすいかどうかを的確に予測できるという研究も多数あるのは、当然であろう。

(図表 2) 二次性高血圧

<table>
<tr><th colspan="2"></th><th>病名</th><th>症 状</th></tr>
<tr><td colspan="2">心臓血管性
高血圧</td><td>・大動脈弁閉鎖不全症
・大動脈炎症候群</td><td>・脳虚血症状(ふらつき)
・脈拍左右差
・血圧の上下肢差</td></tr>
<tr><td rowspan="2">腎性高血圧</td><td>腎実質性
高血圧</td><td>・腎炎　・腎臓ガン
・慢性腎盂腎炎
・糖尿病性腎症
・多発性腎のう胞
・痛風腎
・妊娠腎</td><td>・むくみ　・血尿
・膿尿
・排尿異常(多尿または頻尿)
・時に血尿</td></tr>
<tr><td>腎血管性
高血圧</td><td>(腎臓の血管の狭窄)</td><td>・腹部血管雑音(聴診器で診断)</td></tr>
<tr><td colspan="2" rowspan="4">内分泌性
高血圧
(ホルモン)</td><td>・クッシング症候群
(副腎皮質ホルモンの分泌過剰およびステロイドホルモンの長期服用)</td><td>・満月様顔貌(ムーンフェイス)
・多毛
・肥満(四肢細く躯幹部太い)</td></tr>
<tr><td>・褐色細胞腫
(副腎髄質の腫瘍)</td><td>・動悸　・頻脈　・発汗
・ふるえ　・頭痛</td></tr>
<tr><td>・原発性アルドステロン症
(副腎皮質のアルドステロン性腫瘍)</td><td>・口渇→多飲→多尿
・筋力低下</td></tr>
<tr><td>・バセドウ病
(甲状腺機能亢進)</td><td>・発熱　・多汗　・イライラ
・動悸　・やせ　・眼球突出</td></tr>
<tr><td colspan="2">神経性・
中枢性
高血圧</td><td>・脳腫瘍
・髄膜炎</td><td>・痙攣　・手足のマヒ
・嘔吐　・言語障害</td></tr>
<tr><td colspan="2">薬剤性
高血圧</td><td>・ステロイドホルモン剤
・甘草(多く漢方薬に配合)
・経口避妊薬</td><td>・むくみ</td></tr>
<tr><td colspan="2">妊娠中の
高血圧</td><td>・妊娠中毒症</td><td></td></tr>
</table>

夜間睡眠中は、日中より30〜40mmHg低くなるのが一般的であるが、最近は、明け方から起床時にかけて血圧が上昇する「早朝高血圧」が問題視されている。

季節的には、夏は一般的に低く、冬は高くなる傾向がある。夏は暑いがゆえに血管が拡張すること、また、リラックスの神経ともいわれる副交感神経が優位に働くこと、冬は寒さのため血管も収縮するし、戦い、緊張の神経といわれる交感神経が優位に働くためであろう。

●高血圧が怖い「本当の」理由

では、高血圧であることで、一体どんな問題が起きるのだろうか。

本態性高血圧の血圧上昇は、主に全身の細動脈が収縮することで、末梢血管抵抗が増大して起こってくる。血管抵抗が増大すると、その分だけ強い力で血液を押し出さなければならなくなる。結果、心臓の左心室が肥大し、やがて心臓全体が肥大してくる。

心臓が肥大すると、心筋の酸素消費量は当然増えてくるので、心筋に栄養を送ってくる冠動脈の血液量や酸素供給量が相対的に少なくなり、心筋の収縮力が低下して、結局は心

(図表3) 高血圧によって発症しうる病気

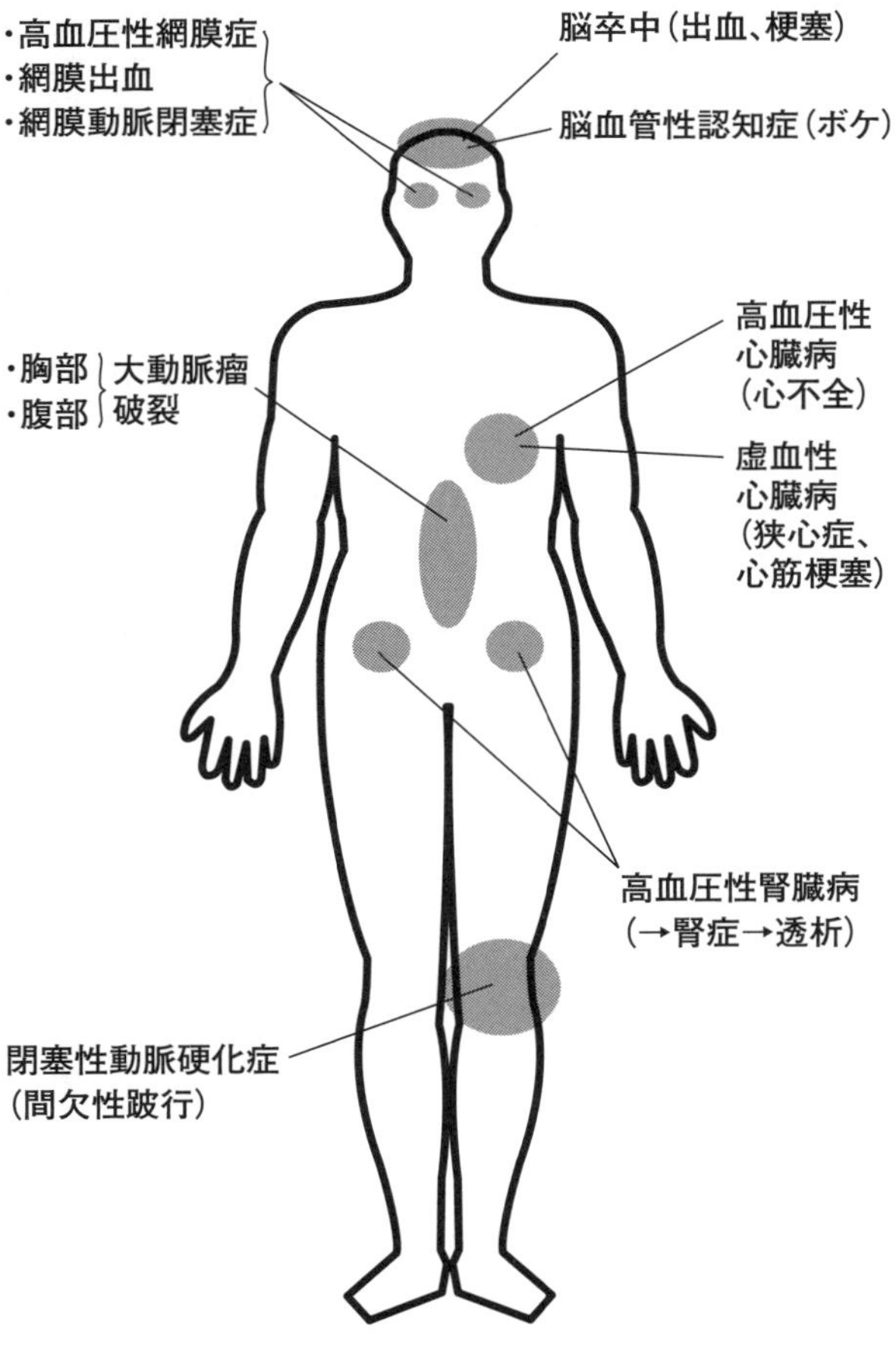

不全を招いてしまう。これが、高血圧性心臓病である。

高血圧が長期にわたると、血圧という機械的刺激のために、血管内皮が傷害され、全身の動脈の粥状硬化《じゅくじょうこうか》、脆弱化《ぜいじゃくか》が進み、最悪の場合、破綻へとつながる。高血圧の合併症はすべて、動脈が傷害されるために、いろいろな重要臓器に傷害が生じてくることにより起こるのだ。実際、高血圧の合併症をつぶさに見ると、すべて心臓・血管系に出現している。

つまり、高血圧の治療目的は、脳卒中や心不全など、心臓・血管系の二次的疾患を防ぐことにあるのだ。

●降圧剤の種類とメカニズム

降圧剤は、高血圧に効く仕組みごとに、非常に多くの種類があり、しかも、次から次に新薬が開発されている。

専門家により、治療薬の選択の仕方や、降圧療法に対する主義・主張は種々あるようだが、「最大公約数」的な治療法は、次のようになる。

・第1段階

降圧利尿剤を朝1～2錠服用することから始める。

降圧利尿剤（商品名：フルイトラン、ナトリックス等）は、50年以上前よりある降圧剤で、当時はよく利用されたが、血糖や尿酸値を上げる副作用があり、一時ほとんど使われなくなった。

しかし、超廉価である上に、後に開発された高価なアンジオテンシン変換酵素阻害薬（ACE阻害薬）や、Ca（カルシウム）拮抗剤などの新しい世代の降圧剤に劣らない脳卒中、心筋梗塞予防効果が証明され、米国では第一選択薬として大いに推奨されている。

・第2段階

効果が不十分な場合には、交感神経遮断薬（α受容体遮断薬＝カルデナリン、ミニプレス……、β受容体遮断薬＝テノーミン、メインテート、アーチスト……）を追加する。

交感神経が刺激されると、アドレナリンを介して血圧が上昇するからだ。

・第3段階

第1段階、第2段階の薬を処方してもまだ効果が不十分な場合、カルシウム拮抗薬（アムロジン、ノルバスク、ペルジピン、アダラート、カルブロック、アテレック……）やアンジオテンシン変換酵素阻害薬＝ACE阻害薬（カプトリル、ロンゲス、レニベース、タナトリル……）が処方される。

カルシウム拮抗剤は、血管平滑筋《へいかつきん》細胞へのカルシウムの取り込みが低下すると平滑筋（血管壁や消化管壁などを構成する筋肉）の収縮が減弱し、血圧が低下することを利用して作られた。

アンジオテンシン変換酵素阻害薬（ACE阻害薬）は、生理活性ペプチドであり、昇圧（血圧を上げる）作用を有する「アンジオテンシンⅡ」の産生を抑制することによって、血圧を下げる。

●西洋医学から見た高血圧の〝常識〟

次に、西洋医学で一般的に採用されている高血圧対策とその理由を見ていこう。

（1）食塩（ナトリウム）の制限

日本では1日の食塩摂取の目標値は「6g／日」とされている。

ただし減塩療法が有効なのは、後述する「食塩感受性高血圧」で、全患者の30〜40％しかいない、という研究報告もある。

（2）カリウム（K）の摂取

野菜、果物に多く含まれるK（カリウム）の摂取が多い人ほど、血圧が低く、脳卒中のリスクも低いとされている。

KがNa（ナトリウム＝塩分）の排泄を促すからである。

（3）アルコールの制限（節酒）

日本酒1合前後（エタノール換算量で20〜30mℓ／日）くらいが適量で、これ以上毎日飲酒すると血圧が上昇する。

（4）禁煙

喫煙は動脈の硬化を促進する。

（5）その他の生活習慣

寒冷は血圧を上昇させるので、冬は、トイレや浴室（更衣室）も暖房する必要がある。また、冷水浴も避ける。逆に、極端な暑熱も血圧を上げるのでサウナ浴も好ましくない。

運動は交感神経の緊張を取り、血管を拡張させて血圧を下げるし、利尿を促し、余分な水分と塩分を排泄して血圧を下げるので、毎日のウォーキングなど適度な運動をする。

以上が、「高血圧」に対する西洋医学の見解と治療法、生活療法の概要である。

●「コントロール不良高血圧」とは？

降圧剤を2種類以上服用し、生活改善（徹底した減塩、減量）をしたにもかかわらず正常血圧にならないケースは、最近「コントロール不良高血圧」という言葉で表現されるようになった。

その要因として、

（1）ホルモンの異常（褐色細胞腫、原発性アルドステロン症、腎動脈狭窄症《きょうさく》……などにより、血圧上昇ホルモンが分泌されている場合）

（2）「甘草《かんぞう》」という生薬を含んでいる漢方薬を長期服用している場合

（3）降圧剤が適切でない場合

（3）について、説明を加えよう。少々、粗っぽいが、高血圧のタイプを大きく2つに分けると、

①血管を収縮させるホルモン（アンジオテンシン）が多く、血流が悪くなっているタイプ

②血管の中の水分が多く血液の量が多いために、心臓に負担がかかっているタイプ（日本人の高血圧に多い）

の２つになる。

①には、血管を拡張する降圧剤であるＡＣＥ阻害薬、アンジオテンシン受容体拮抗薬、カルシウム拮抗薬が有効で、②には、降圧利尿薬（塩分と水分を尿として排泄）が有効だ。

（１）（２）は症状や漢方薬の服用の有無ですぐわかる。それ以外で降圧剤を服用してもなかなか血圧が下がらない場合、降圧剤が適切でないと考え、自分自身で処方薬をチェックしてみられるとよい。

●西洋医学では高血圧を治せない？

これまで述べたような降圧剤による高血圧の治療や、減塩などの食事療法の指導によって、高血圧や脳卒中の患者数が減少したかどうかについては、いろいろな論争がある。

日本人の脳卒中といえば、昔は、栄養不良によって脳の血管が脆弱だったために、血管が破れて出血する脳出血がほとんどであった。しかし、昭和30（１９５５）年代に入り、減少し始め、欧米人に多い脳梗塞（血栓）が増加していき、昭和49（１９７４）年に同数になり、今は脳卒中といえば、ほとんどが脳梗塞（血栓）である。

脳出血の減少は、西洋医学による降圧剤や、食事指導をはじめとする生活指導の効果の賜物《たまもの》という見方もあるが、それは見当違いである。

昭和25（1950）年に比べて、50年後の平成12（2000）年は、牛乳及び乳製品、肉類、卵の摂取量がそれぞれ17・25倍、9・82倍、6・21倍と激増し、米の摂取量は約半分、サツマイモの摂取量は10分の1以下と激減した。

つまり、高脂肪、高タンパク、低炭水化物の欧米型の食生活に変わることにより、脳出血も欧米型の脳梗塞になり、ガンも、胃ガン、子宮頸《けい》ガンなどの日本型のガンが減少し、欧米型の肺、大腸、乳・卵巣・子宮体、前立腺、すい臓、食道などのガンが激増してきた。

つまり、脳出血の減少は、降圧剤や減塩指導によるものとは言い難いのである。その証拠に、西洋医学が、高血圧合併症の1つとしている脳梗塞（血栓）は激増しているのだから。

そして、下（拡張期）の血圧が115〜130㎜Hgと超高圧の場合は、「降圧剤による延命効果がある」が、それ以下の高血圧には、「降圧剤による延命効果はない」とする疫学調査が、欧米の研究者からいくつも出されている。

日本でも、上150～180㎜Hg、または下90～100㎜Hgの高血圧者を対象にし、降圧剤を服用させた群と偽薬を服用させた群（プラセボ）を比較したところ、「死亡者は同じ」であるが、脳卒中やガンの発症率はプラセボ群のほうが少なかった、という皮肉な研究がある。

つまり、（詳しくは次章に譲るが）必要があって上昇している血圧を無理して降圧剤で下げると、脳や冠動脈での血流が悪くなって血栓（脳梗塞や心筋梗塞）を起こしやすくなるし、血流低下による体温低下でガン発生も多くなる、と考えられる。ガン細胞は35℃の低体温で最も増殖し、39・6℃以上では死滅するとされているからだ。

これらの研究を踏まえると、西洋医学の方法では、高血圧の改善を見込めないだけでなく、〝意味のある〟高血圧を薬で無理に下げてしまうために、むしろ健康を害しているとも考えられるのである。

★コラム1　揺らぐ高血圧の「基準値」

上が160mmHg以上、下が95mmHg以上を高血圧としていた頃は、高血圧患者数が1600万人とされていたが、2000年に高血圧の基準が140／90mmHg以上とされてからは、3700万人に倍増した。

血圧を下げる目標値である130／85mmHgを基準にするなら、日本人の大人の半分以上が高血圧ということになる。

日本人間ドック学会は、2014年4月、検査基準の数値が厳しすぎる、との指摘を受け、「2011年に人間ドックを受けた約150万人のうち、病気にかかってなくて、薬を飲んでいない極めて健康な男女約1万人を対象に分析した」結果、血圧、コレステロール、中性脂肪、肥満度の新基準（中間報告）を発表した（図表4）。

すべての検査値で、随分、正常範囲が緩和されている。そもそも、年ごとに、検査値の正常範囲を狭めて、〝まったく健康に生きている人〟を〝病人〟にして、薬を処方するという傾向が、ここ20〜30年続いていたので喜ばしいことではある。

これに対して、「日本高血圧学会」が素早く「人間ドック学会の基準範囲は検査値の基準としては極めて妥当な方法に基づくものがあるが、高血圧の基準値の考えとは異なる」と反論。

つまり、人間ドック学会の新基準は、「健康な人の検査値から統計学的に割り出しており、健康な人はこの範囲だったのは間違いないが、だからと言って、この範囲なら健康になれるとはならない」というもので、〝禅問答〟のようで釈然としない。

米国でも、米国高血圧合同委員会は、2014年2月に、60歳以上の血圧目標値を140／90㎜Hgから150／90㎜Hgへと緩めるガイドラインを発表した。

これにより、高血圧の治療が必要とされる成人の割合は41％から32％に減少すると結論づけている。さらに血圧管理が不十分と見なされていた1350万人の成人（大部分は60歳以上）が十分に管理できていると見なされることになり、このうち580万人は、今後降圧剤が不要になるという。

（図表４）日本人間ドック学会の「新基準値（中間報告）」と「従来の基準値」

		単位（性別）		新基準値（年齢）	現基準	意義や疑いのある病気
肥満度	BMI	体重(kg)÷身長(m)÷身長(m)	男	18.5-27.7	25未満	
			女	16.8-26.1		
血圧	収縮期(上)	mmHg		88-147	129以下	高い…高血圧
	拡張期(下)	mmHg		51-94	84以下	
糖尿	空腹時血糖	mg/dL	男	83-114	99未満	高い…糖尿病
			女	78-106		
	HbA1c	%	男	4.97-6.03	5.5未満	２～３ヶ月の血糖値の平均を表す検査。高い…糖尿病
			女	4.83-5.83(30-44歳) 4.96-6.03(45-64歳) 5.11-6.20(65-80歳)		
脂肪	総コレステロール	mg/dL	男	151-254	140～199	高値…脂質代謝異常 動脈硬化
			女	145-238(30-44歳) 163-273(45-64歳) 175-280(65-80歳)		
	LDLコレステロール（悪玉）	mg/dL	男	72-178	60～119	高値…動脈硬化 血栓症（心筋梗塞、脳梗塞）
			女	61-152(30-44歳) 73-183(45-64歳) 84-190(65-80歳)		
	中性脂肪	mg/dL	男	39-198	30～149	高値…動脈硬化 糖尿病
			女	32-134		
肝機能	GPT（ALT）	U/L	男	10-37	0～30	高値…肝機能障害（肝炎、肝ガン、脂肪肝）
			女	8-25		
	γ-GTP	U/L	男	12-84	0～50	高値はアルコール過飲、胆汁うっ滞性肝障害
			女	9-40		
腎機能	クレアチニン	mg/dL	男	0.66-1.08	1.0未満	高値＝腎機能障害
			女	0.47-0.82	0.7未満	
	尿酸	mg/dL	男	3.6-7.9	2.1～7.0	高値＝痛風
			女	2.6-5.9		

2章

高血圧は無理に下げてはいけない

●高血圧は「病気」ではない？

先にも述べたが、2000年までは、上（収縮期）の血圧が160㎜Hg以上、下（拡張期）の血圧が95㎜Hg以上を高血圧と定義していた。しかし、その年に140／90㎜Hg以上が「高血圧」ということに変更され、今ではこの基準を超える血圧の人にはすぐに降圧剤が処方される傾向がある。

この年の「循環器疾患基礎調査」によると、日本高血圧学会が作成した「高血圧治療ガイドライン2000年版」の基準に基づく高血圧の人の割合が、それぞれ30歳以上で男51・7％、女39・7％であった。

つまり、定義によれば国民の約半分が高血圧ということになる。およそ半数を占めるということは、言い換えれば、それが普通のことであるとも言える。

とすると、そもそも血圧の正常値の基準の設定自体に問題があるのではないか、そんな疑問も湧いてくる。

冬は寒いために血管が収縮する、つまり血液の通り道が細くなるので、心臓は力を入れて全身の細胞に血液を送り届けようとして血圧が上昇する。

また、年を取ってくると、動脈硬化を起こして、血管が細くなる。その上、次第に柔軟性が失われてくるので、心臓が力を入れて血流をよくしようとして血圧が上昇する。極めてまっとうな自然の道理である。

仮に、こうした場合に血圧が上昇しなければ、血液の供給量が不足してしまう。そうすれば、全身の細胞に栄養、酸素、水、免疫物質が十分に届けられなくなり、存分な働きができなくなってしまう。

慢性腎炎や糖尿病性腎症などの腎臓病や、腎臓に栄養を送っている腎動脈が狭窄《きょうさく》（動脈硬化などで細くなる）すると、腎臓からはレニンという血圧を上げる（昇圧）物質の分泌が多くなる。血圧を上げることにより、腎臓への栄養、酸素、免疫物質の供給を多くしようとしているわけだ。

もともと低血圧傾向だった60歳の元看護師（女性）が、ある時から、上が２００㎜Hgを超す高血圧になり、さまざまな降圧剤を処方されても一向に正常化しない。その状態が３年続いた時、人間ドックを受けたら、すい臓ガンが発見された。ガンがすい頭部に存在していたため、首尾よく手術が成功して、ガン腫を取り去ることができた。退院後は、血圧が正常というより、元の低血圧に戻った。

この人の血圧の上昇は、すい臓ガンをなんとか治すべく、すい臓に多くの血液を送るための、体の反応だったのであろう。

●〝下げてはいけない〟高血圧もある

このように、血圧が上昇する、つまり高血圧であることには、何か理由があるのだ。

血圧は、誰しも死ねば「0」になるのだから、一概に「高いから悪い」「低いほどよい」とは言えないのではないだろうか。

先ほど、高血圧は血管を弱らせ、それが原因で心臓・血管系の病気が引き起こされると、その危険性を述べたが、だからと言って何がなんでも下げればいいというワケではなさそうだ。

たとえば私のクリニックに通ってこられる86歳の老婦人はかなりの高血圧だが、降圧剤を処方されても規則的に服用しないらしく、いつも上が200～220㎜Hg、下が100～110㎜Hgもある。

（図表5）降圧剤の副作用

精神神経症状	頭痛、頭重、めまい、耳鳴り、眠気、不眠、悪夢、うつ状態、全身倦怠
循環器症状	顔面紅潮、頭痛、動悸、血圧低下、むくみ、のぼせ、立ちくらみ、頻脈または徐脈
消化器症状	吐き気、食欲不振、胸やけ、口渇、便秘、下痢、腹痛、肝機能値（GOT、GPT）の異常
泌尿器症状	腎機能低下（クレアチニン、尿素窒素の上昇）、性機能低下（インポテンツ）
呼吸器症状	空咳（とくにACE阻害剤で）
過敏症	発疹、掻痒感
骨筋肉の症状	間欠性跛行、手足の冷え（とくにβ遮断薬などで）
その他	女性化乳房（とくに利尿剤のスピロノラクトンなどで）

しかし本人はいたってピンピンしていて、とても86歳には見えない。

対照的に、血圧の薬を毎日数種類、医師の指示通り服用しているのだが、上の血圧が100㎜Hg前後まで低下し、ふらふらすることがあり、駅のプラットホームでは端のほうは怖くて歩けないと話す人もいる。

P31の（図表3）で示したように、高血圧を長く無治療で放置すると、脳卒中（脳出血、脳梗塞）、脳血管性認知症（ボケ）、高血圧性網膜症（網膜出血など）、高血圧性心臓病（心不全予備軍）、胸部～腹部動脈瘤《りゅう》、高血圧性腎臓病（腎不全予備軍）、閉塞性動脈硬化症（間欠性跛行《はこう》）といった合併症を起こしやすい、という大義のもと、少しでも血圧が高くなると、化学薬品が処方される傾向がある。

しかし、一方、降圧剤を服用すると（図表5）に示したような副作用が表れることがある。なぜ、こうした副作用が起こるのだろうか。その答えは簡単である。

脳、心臓、肺、胃腸、肝臓、腎臓など、ありとあらゆる臓器が、血液が運んでくる水、酸素、さまざまな栄養素、免疫物質などを糧《かて》にして、それぞれの臓器特有の働きを遂行しているからである。

つまり、血液を押し出す力＝血圧が低下すれば、こうした栄養素が各臓器にしっかり届けられないため、十分な働きができなくなるのである。

●大事なのは「血圧を下げる」ことではない

1980年に実施された厚生省（現・厚生労働省）「循環器疾患基礎調査」対象者1万人（無作為に抽出された30歳以上の男女）に対して、その後14年間に及ぶ追跡調査が行われた。

14年後、脳卒中や心筋梗塞、骨折その他の理由により、人の助けを借りなければ自分の身の回りのことができない人と、ずっと健康であったか、あるいは病気にかかっても自立できないほどの後遺症が残っていない人について調べられた。

すると、上（収縮期）の血圧が119〜180㎜Hg、下（拡張期）の血圧が69〜110㎜Hgのいずれの血圧の人も、降圧剤を飲んでいる人のほうが、飲んでいない人よりも自立度が低いことがわかった。

また、降圧剤を飲んで、上の血圧が120〜140㎜Hg未満の「正常血圧」を保っていた人は、降圧剤を飲まずに160〜179㎜Hgもある人より、自立度が低かったという結果が出た。

こうした疫学調査や血圧の意義から考えると、頭痛、めまい、吐き気、肩こりといった、いわゆる高血圧にともなう症状（随伴《ずいはん》症状）がひどくない限り「160／100㎜Hgくらいまでは、無理に下げる必要はない」という結論になりそうである。

ただし、高血圧で降圧剤を服用している人が急に服用を中止すると、反動的に血圧が上昇することがあるので、そうしたムチャは禁物である（大阪大学医学部出身で、薬の副作用の研究で有名な浜六郎先生が書かれた『高血圧は薬で下げるな！』（角川Ｏｎｅテーマ21）には、薬のやめ方も含めて、高血圧に関するさまざまな知見が述べられているので、とてもよい参考になるだろう）。

65～85歳の上（収縮期）の血圧が160㎜Hgを超える4418人に降圧剤を投与し、

・A群…140㎜Hg未満に血圧を下げる群（2212人）
・B群…140～150㎜Hgに血圧を下げる群（2206人）

という2つのグループに無作為に分けて、2年間の経過観察をした。その結果、（図表6）のようなデータが得られた。

「血圧」の意義を考えると、これも当然の帰結である。降圧剤は全身の細胞に栄養を送ろうとする力（血圧）を無理に抑えようというのだから。

また、茨城県の調査でも興味深い結果が出ている。「160／95㎜Hg以上の高血圧でありながら降圧剤を飲んでいない人は、降圧剤を服用して140／90㎜Hg未満の正常血圧にコントロールしている人より、あらゆる病気で死亡する全死亡率も、ガン死亡率も低かった」というのである。

続いて、（図表7）から見て取れるように、高血圧の人は年齢とともに増加している。

(図表6) 降圧剤の危険性

	脳梗塞の発症	脳梗塞による死亡	総死亡数
A群	36人	2人	33人
B群	30人	0人	24人

※(総死亡数)=(すべての原因による死亡数)

・A群…140mmHg未満に血圧を下げる(2212人)
・B群…140～150mmHgに血圧を下げる(2206人)

資料　JATOS

(図表7) 高血圧者の年齢別の割合

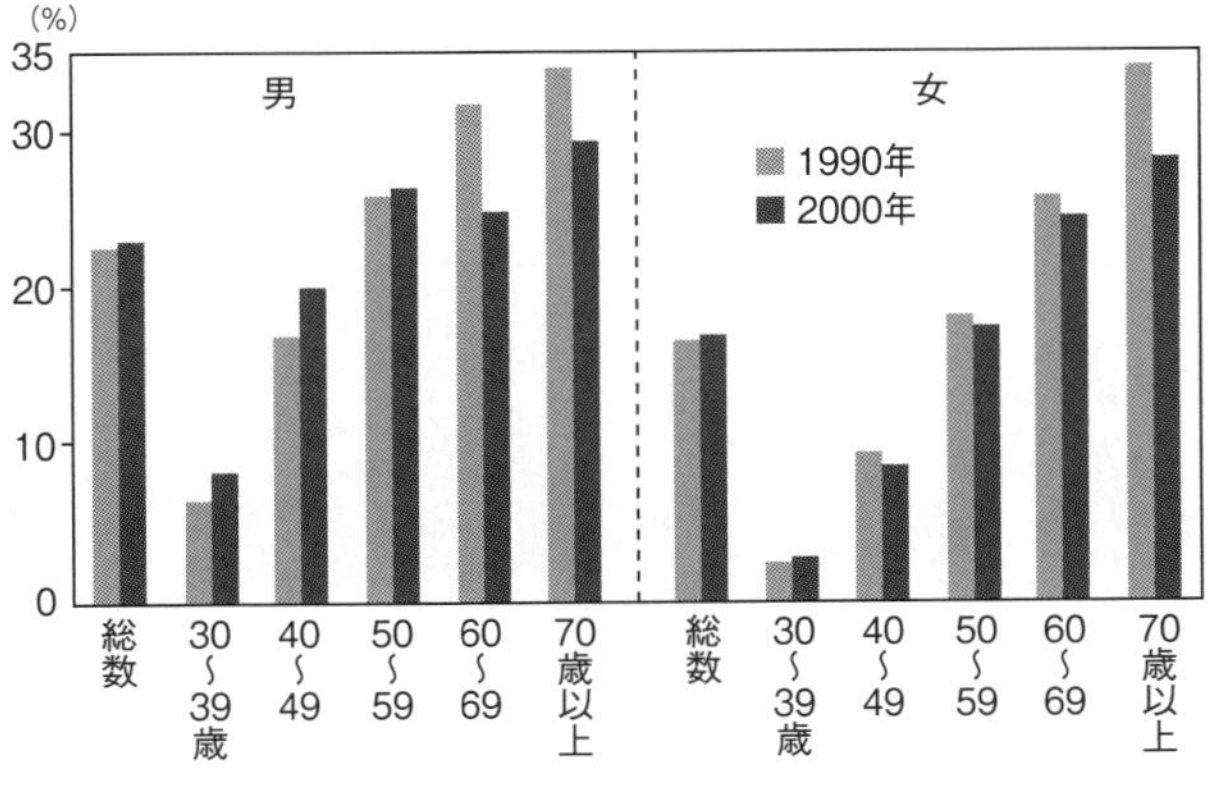

資料　厚生労働省「第5次循環器疾患基礎調査」

注　比較にあたっては、1990年の調査で参考とした、1962年にWHOが設定した高血圧の分類(1999年改訂)である「最高血圧160mmHg以上または最低血圧95mmHg以上」に基づいて行った。

それは、年齢とともに血管が動脈硬化を起こして細くなり、血流が悪くなるので、血流が悪い分、心臓が力を入れて全身に血液を送り出そうとしている結果である。

そう考えると、高齢者の高血圧に対して降圧剤を使って若者と同じように140／90㎜Hg未満に抑える必要が本当にあるのだろうか、という疑問も湧いてくる。

高齢者の高血圧は、先述したように、年齢とともにシワが増え、老眼にもなり、白髪やハゲ頭にもなってくるのと同じ、老化現象とも言える。ということは、「高血圧」という副次的な症状にばかり注目し、必要性のある血圧の上昇を薬で無理に「正常値」にしようとするところに、西洋医学の盲点が存在するのではないだろうか。

大事なのは、「血圧を下げる」ことではなく、血圧を高くしている〝原因〟を改善することだろう。

その証拠に、無理に血圧を下げたグループの方が死亡率が高くなったり、ガンにかかりやすくなったり、自立度が低くなったり……という、西洋医学が予期せぬ事態が起こるのである。

しかしながら、今の日本の現実は、そんな高血圧の治療に対して、毎年約1兆9000億円もの大金を費やしているのだ。

★コラム2　〝朝立ち〟のない殿方は動脈硬化の危険性あり

「朝立ちや　小便までの　生命《いのち》かな」

という川柳があるが、「朝立ち」には深い意味がある。

夜間の睡眠は、REM《レム》（Rapid Eye Movement＝目の玉が動いている浅い睡眠）とnon-REM《ノンレム》（深い睡眠）が、約90分の周期で交互に行われている。

レム睡眠時は副交感神経の刺激により、内臓の1つであるペニスが反応して勃起が促される。

若い男性は合計で睡眠時間の40・5%、加齢とともに減少して、60歳になると睡眠時間の約20%勃起している、という。

勃起時間の減少の原因は、男性ホルモンの分泌量の低下だ。

男性ホルモンの分泌量が低下すると、

①NO（一酸化窒素）の産生能力を低下させ、血管を拡張する能力が落ちる。
②コレステロールの代謝障害を来たし、動脈硬化が進展する。

ことにより、血管障害（高血圧、血栓症）を起こしやすくなる。

血管障害は細い血管から進行するとされるが、体の中で一番細い血管（動脈）は、ペニスの中を走る血管で直径1～2㎜、次が心臓の冠動脈＝3～4㎜、脳動脈＝5～8㎜……である。

ペニスの血管障害、血流不全で勃起障害が起こると、心臓や脳の血管や血流の障害が続いて起こり、高血圧、心筋梗塞、脳梗塞のリスクが高くなる、というわけだ。

●西洋医学が気づかない「真の原因」

では、その真に正すべき「高血圧の原因」とは何なのか？　以下に紹介する5つが主な原因となって、（本態性）高血圧は引き起こされると考えられる。

（1）塩分の摂りすぎ

塩分の摂取過剰により、血液中の塩分も増加する。塩は吸湿性があり、周りから水分を引き寄せるので、血液中の水分が多くなる。すると、血液の全体量（循環血液量）が増える。量の多い血液を押し出す心臓は、より大きな力が必要になり、血圧が上がる。

とは言っても、塩分を摂りすぎても血圧が上昇する人と低下する人がいる。

米国のF・C・バーター（Bartter）博士が、食塩の1日の摂取量を5gから15gに増加させる実験をし、その結果、血圧が上昇する人を「塩分感受性の強い人」とし、逆に低下する人を「塩分感受性のない人」と分類した。

「塩分感受性の強い人」は食塩を体内に蓄える作用の強い人で、全体の40％。「塩分感受性のない人」は食塩を蓄える作用の弱い人で全体の60％。つまり、塩分を摂っても血圧は上がらない人のほうが割合として多かったという。

また、「減塩食」は「高塩分食」より心臓に悪い、という研究もあるので、塩分を一方的に悪者視するのはよくないようだ。

アメリカのアルバート・アインシュタイン医科大学の助教授ハイレル・W・コーエン博士は、2008年5月9日号の〝Journal of General Internal Medicine〟(一般内科学誌)に、次のような研究論文を発表した。

コーエン博士らは「1988年〜1994年に、米国人8700人を対象にして実施された〝米国民健康栄養調査〟に着目し、2000年までに被験者に生じた事象について調べた」ところ、驚くべき結果が明らかにされた。

「塩分の摂取が最も少ない25%に属する被験者は、摂取の最も多かった25%に比べて、心臓病による死亡率が80%高かった」というのである。

心臓病予防のための減塩食は「塩分の多量摂取が高血圧を引き起こし、その結果、心臓にも負担がかかる」ことが論拠にされている。しかし、コーエン博士は、「多くの研究から、塩分摂取による血圧の変化が極めて軽度であること」がわかっており、「血圧が正常で健康な人に、減塩をすすめること」への疑問を投げかけている。

★コラム3　なぜ「北」に行くほど塩分が重宝されるのか？

高血圧の原因として、塩分の摂取過剰が指摘されている。

1950年代に日本にやってきた米国の医学者K・H・ダール博士が、鹿児島から青森までの塩分摂取と血圧との関係を調査した。当時、鹿児島での塩分摂取は約14g／日で、北に行くほどその量が多くなり、秋田や青森の人は28g／日もの塩分を摂っていた。

北に行くほど塩分摂取量が多くなるのと比例して、高血圧の患者や脳卒中（当時はほとんど脳出血）による死亡者も多くなったので、塩分＝悪、塩分＝高血圧、脳卒中という図式ができ上がってしまった。

その結果、1960年頃から、まず秋田、青森を中心に、減塩運動が始まり、全国に展開していった。当時は、1日の食塩摂取が10g未満が望ましい、とされていたが、現在は6g未満が推奨されている。世界最古の調味料である「塩」の利いていない食べ物など、味もそっけもないのだが。

塩は体を温める作用があるからこそ、当時は暖房設備が十分でなかった東北など寒い地方では、味噌、醤油、漬け物……など、塩辛い食物をふんだんに利用して、体を温めていたというのが真相だ。もし、東北地方の人々が当時、「減塩」していたら、体温が低下し、高血圧や脳卒中を患う前に、「冷え」（低体温）の病気である風邪、肺炎、リウマチ、うつ……などの病気にかかって早死にしてしまったにちがいない。

塩分を多く摂ることで、血圧を高め、体を温かくしようとしていたのが、東北地方の人々の高塩分食だったわけだ。

よって、塩分が血圧を上昇させる、というのはまちがいではない。しかし、それは「冷え」による病気を防ぐ、という意味もあることを見落としてはならない。

（2）動脈硬化

中性脂肪、コレステロール、ＡＧＥ（終末糖化産物）、尿酸などの余剰物、老廃物が動脈の内壁に沈着して動脈硬化を作り、動脈が細くなると、心臓はいつも通りの量の血液を送り出すために、より強い力を加えるので、血圧が上昇する。

※ＡＧＥとは

血糖値が高くなると、人体の細胞や組織を作っているタンパク質と糖が結合して作られる。血管に沈着すると動脈硬化、高血圧、脳梗塞、心筋梗塞を引き起こす。また、白内障、骨粗しょう症、皮膚をはじめいろいろな組織、器官の老化現象のもとになる。

（3）ストレス

心身に対する負担（ストレス）が生じると、それをはねのけるために、副腎髄質からアドレナリンが分泌される。アドレナリンは、血管を収縮させて、血行を悪くし、心臓の収縮力を強めるので、血圧が上昇する。

また、ストレスにより副腎皮質から分泌されるホルモンは、血液中のコレステロール、糖、中性脂肪、赤血球、血小板を増加させて血液をドロドロにし、高血圧や血栓症（脳梗塞、心筋梗塞）の下地を作る。また、リンパ球（白血球の一種）を溶解《ようかい》して、免疫力を低下させる。

これらが、西洋医学で指摘されている高血圧の原因である。しかし西洋医学が推奨している「健康によい」生活習慣の中にも、実は「高血圧」の原因がある。それは「水分の摂りすぎ」である。

（4）水分の摂りすぎ

日本人の死因の2位の心筋梗塞（約20万人）と4位の脳梗塞（約10万人）が、血栓症であるため、「血液をサラサラにする」という大義のもと、「1日2ℓの水分を摂りなさい」とか、「水分をこまめに補給しなさい」などという指導がここ20年くらいなされている。しかし、こうした指導が始まってから、心筋梗塞、脳梗塞の患者数は、減るどころか、むしろ増加している。

西洋医学は「ドブ川に水を流すと川がキレイになる」のと同じ理屈で指導しているよう

だが、水を飲んでも、血液がサラサラになることはない。だから、血栓症は増加し続けているのだ。

ドブ川の場合、水と一緒にドブも流れていくので、川はキレイになる。

血液をドロドロにする成分は、多すぎる赤血球、コレステロール、中性脂肪などであり、これらをフィブリン（タンパク質）と血小板が固めることで血栓ができる。

水分をたくさん含み、血液中の水分が多くなると、多すぎる水分は尿として捨てられる。その時、血栓の原因物質の赤血球、コレステロール、フィブリン、血小板などは尿と一緒には出ていかない。出ていったら、血尿、タンパク尿になるし、コレステロール尿、血小板尿という言葉（症状）は聞いたこともない。つまり、水をいくら摂っても、血液はサラサラにはならないのである。

それより、体が欲しない水分を無理して摂取し、それが十分に排泄されない場合は、「水毒症」といい、「肩こり、頭痛、めまい、耳鳴り、フワーッとした感じ、不安、不眠、動悸……」など種々雑多の症状が発現するということが、２０００年も前から漢方医学では指摘されていた。

西洋医学にも「水中毒」（water intoxication）の概念がちゃんとある。

医学大事典にも「水中毒＝水を多飲して排泄と摂取の平衡が壊れると、不安、めまい、血圧上昇、頭痛、吐き気、下痢、けいれん、昏睡《こんすい》などの症状を呈し、甚だしい場合は、死に至る……」とある。

欲しくもない水分を無理して飲むと「血液中の水分増加＝循環血液量の増加→血圧上昇」が起こるのは当たり前である。

血圧は、「寒い冬に上昇して、暑い夏には低下する」「午前中は低くて、午後に向かって上昇する」というのが、我々が医学生時代に学んだ〝血圧の常識〟であった。しかし、最近は、夏に血圧が上昇する、明け方の午前3時～6時に血圧が上昇する（早朝高血圧）という人が多数いる。

夏の血圧上昇は、余分な水分を摂って循環血液量が増加する結果であろう。

早朝高血圧は、水分摂取の過剰（雨に濡れると体が冷えるように水分の摂りすぎは体温を下げる）、運動不足（体温の40％は筋肉で産生）、体を冷やす食物の摂取過剰（後述）……などにより、日本人の体温がここ50年に約1℃低下したこと、そのために、もともと気温体温が1日のうちで最低になる午前3時～6時頃に、体温がさらに低下し、血管が収

(図表8) 年齢とともに腹筋や下半身の筋肉が早く衰える

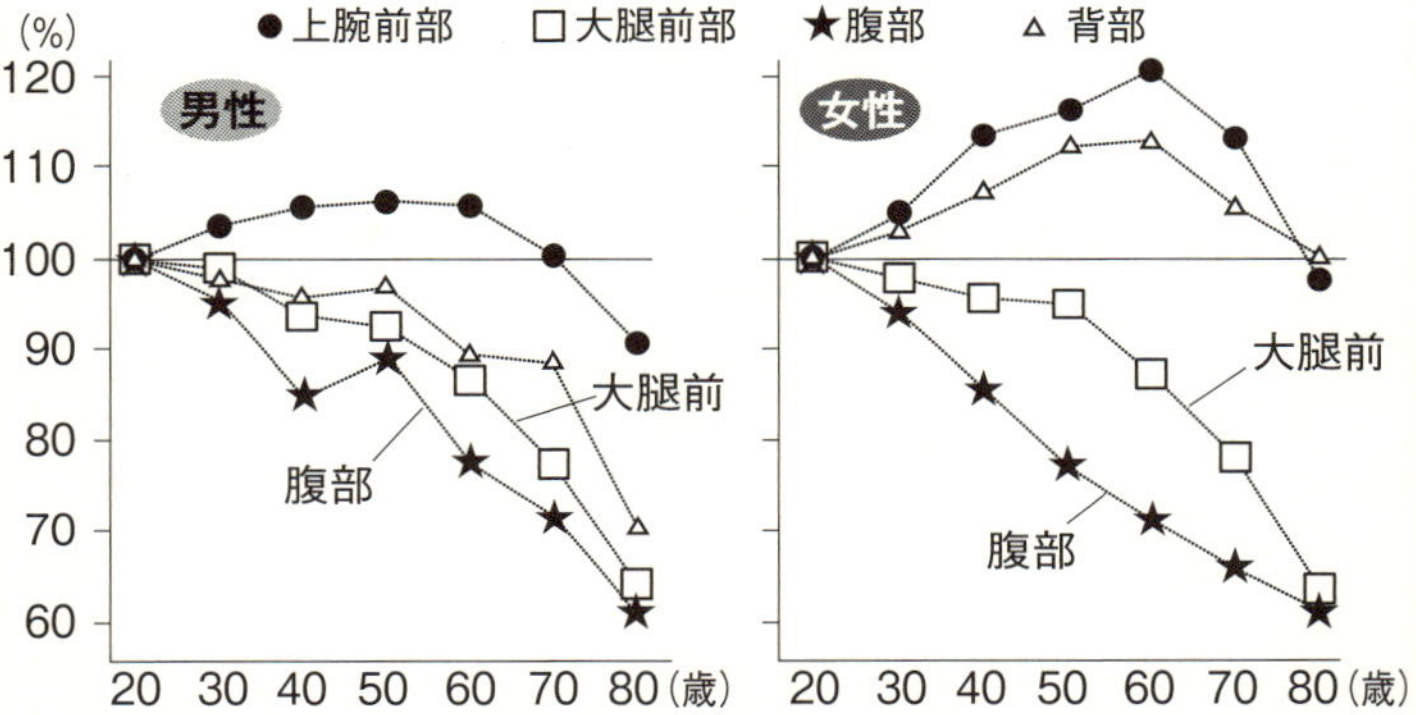

(20代の各部位の筋肉量平均値を100%とする。福永哲夫編「貯筋運動指導者マニュアル」より)

縮し、血圧が上昇するのであろう。

西洋医学は、「睡眠中の副交感神経優位の状態から、覚醒、起床に向けて交感神経優位に変わっていくスイッチがうまく切り替わらないから、血圧が急上昇する……」などという苦しい解釈をしているようだが。

その他、西洋医学がまったく気づいていない、高血圧の原因として、「下半身の筋肉の衰え」がある。

(5) 下半身の筋肉の衰え

若い時は、お尻（大臀筋《だいでんきん》）や太もも（大腿四頭筋《だいたいしとうきん》）が大きく、張りがある。年齢とともに、お尻は垂れ下がり、太ももやふくらはぎも細くなり、なんとなく下半身が寂しくなってくる。これは40歳を過ぎた人は、誰しも実感している〝症状〟であろう。全国に出かける講演で、「年とともに、尻や太ももの筋肉が衰えてシワシワになりますよね。まるで乾燥剤でも間違えて食べたとでも思えるように、尻欠ける（シリカゲルとかけている）状態になりますよね」と話すと、ドーッと笑いが起こるというのが常である。

筋肉が発達すると、その中を走っている毛細血管も増生される。よって、若い時には、血液は下半身に多く循環して、下半身は温かく、漢方医学の健康の基本「頭寒足熱《ずかんそくねつ》」の状態が保たれている。

年齢とともに、尻、腰、太もも、ふくらはぎの筋肉が衰えてくると、毛細血管の数も減少するので、血管は上半身に上ってくる。上半身の循環血液量が多くなると、上半身の腕で測る血圧が上昇するのは当たり前だ。

上半身の最上部に位置する頭の中の脳に血液が溢れた状態が脳溢血《のういっけつ》（脳出血、脳梗塞）である。

また上半身に位置する心臓の筋肉に栄養を送っている冠動脈の中に血が溢れて、血栓ができた状態が心筋梗塞である。

●高血圧に対処する「本当のやり方」

では、ここまでの流れを整理してみよう。

①「高血圧」は、特定の病気に由来する「二次性高血圧」と、特定の病気に由来せず原因がはっきりしない「本態性高血圧」の2つに分けられる

②日本人の高血圧患者の95％は、「本態性高血圧」である

③高血圧が長く続くと、血管が傷つき、それがもとで重要臓器に障害が生じるおそれがあるので、適正な血圧に下げなくてはいけない

④しかし、「二次性」にせよ「本態性」にせよ、すべての高血圧には、血圧が高くなっている〝理由〟がある

⑤その〝理由〟を無視して、降圧剤で「高血圧」という副次的な症状だけを正そうとすると、かえって体に弊害が生じることが少なくない

⑥そのため、高血圧を適正な血圧に下げる必要はあるが、降圧剤で無理に下げるのではなく、その原因にアプローチできるような対策を取らなくてはならない

そういった意味で、西洋医学が処方する「薬」とは別の、新たな方法も必要になってくるというわけだ。

★コラム4　体を冷やす食べ物、温める食べ物

西洋医学、栄養学では、食物の価値は食物中のタンパク質、脂肪、炭水化物、ビタミン、ミネラル、含有カロリーの多寡《たか》で判断する。食べると体を「温める食物」（漢方医学で言う陽性食物）や「冷やす食物」（同じく陰性食物）が存在するなどという概念はない。

しかし、漢方医学では、2000年も前から、食物の陰陽を厳格に区別し、冷え症（陰性体質）の人には、陽性食物を、暑がり（陽性体質）の人には、陰性食物を中心に与えることによって、体質を中庸にして、病気の治療にあたってきた。

よって、早朝高血圧の傾向のある人や夏に血圧が上昇する人は、陰性体質の傾向があるので、体を温める陽性食物をしっかり摂取する必要がある。

体を冷やす陰性食物の外観は「青・白・緑」をしており、体を温める陽性食物は「赤・黒・橙《だいだい》」を呈している。

(図表9) 体を冷やす食物と体を温める食物

体を冷やす食物＝青・白・緑	体を温める食物＝赤・黒・橙
・牛乳 ・緑茶 ・白ワイン、ビール	・チーズ ・紅茶、番茶、ウーロン茶 ・赤ワイン、黒ビール、紹興酒、日本酒
・洋菓子 ・うどん ・白パン、白米 ・大豆、豆腐 ・葉菜(レタス、サラダ菜)	・和菓子 ・そば ・黒パン、玄米 ・納豆 ・根菜 (ゴボウ、ニンジン、レンコン、タマネギ、山芋…) ・漬け物
・南方産フルーツ (バナナ、パイナップル、ミカン、メロン、レモン…)	・北方産フルーツ (リンゴ、サクランボ、ブドウ、プルーン、ブルーベリー)
・酢、マヨネーズ	・塩、味噌、醤油
・白身＝脂身の肉・魚	・赤身の肉・魚 ・魚介類 (エビ、カニ、イカ、タコ、貝)

ただし、コーヒー、カレー、トマトはそれぞれエチオピア、インド、南米という熱帯産なので色が濃くても体を冷やす。

(図表10) 食物に起こる陰陽の変化

体を冷やす食物		体を温める食物
牛乳(白・水っぽい)	熱・塩 →	チーズ(黄・硬い)
大根(白・水っぽい)	圧力・塩 →	たくあん(黄・硬い)
	日光 →	切り干し大根(黄・硬い)
緑茶(緑)	熱・発酵 →	紅茶(赤・黒)
白米(白・軟らかい)	熱・塩 →	チャーハン(茶・硬い)

体を冷やす食物でも、塩、熱、圧力、日光を加えると、体を温める陽性食物に変化する。

3章

〝脚〟から血圧を下げる簡単な方法

●「5つの原因」を解決する鍵は、健康な〝脚〟

前章で、(本態性) 高血圧には主に5つの原因があると述べた。

もう一度、復習しておくと、その原因とは、

①塩分の摂りすぎ
②動脈硬化
③ストレス
④水分の摂りすぎ
⑤下半身の衰え

の5つである。

高血圧は、基本的にこれらの原因が複雑に絡み合って生じていると考えられるのだから、5つの原因それぞれに対策が必要だ。と言われると、何だか面倒に感じてしまうかもしれ

ない。しかし、実は5つすべてを一気に解決してくれる画期的な方法があるのだ。

下半身＝〝脚〟を鍛えることである。

これだけでは⑤の原因しか改善しないように思うだろう。しかし、脚を鍛えると、それだけですべての原因に対して、素晴らしい効果をもたらしてくれるのだ。その秘密を、この章では解き明かしていきたいと思う。

●歩くだけで血圧は下がる

ウォーキングをはじめ、テニス、水泳、ハイキングなど筋肉運動をすると、「プロスタグランディン」「タウリン」などの血圧を下げる「降圧物質」の産生・分泌が増加してくる。こうした物質は、血管を拡張し、また尿の出をよくすることで水分と塩分を排出して、血圧を下げる、とされている（「プロスタグランディン」「タウリン」の詳しい効果効能は、それぞれP113、P115を参照のこと）。

ウォーキングをすると、下肢を巡る血液の量は、安静時の10倍以上になり、これも血圧が下がる要因だろう。

しかし、これらは下半身の筋肉運動の即時的効果である。

恒常的に血圧を正常に保つには、年齢とともに減少してくる下半身（尻、腰、太もも、ふくらはぎ）の筋力、筋量を維持し、「尻欠ける」状態にならないようにする、つまり、下半身の筋肉内の毛細血管の数を減らさず、下半身に血液を多く巡らせるようにすることが大切である。

（図表11）に、体の主な筋肉の図を示すが、500個とも600個ともいわれる筋肉のうち、最大の筋肉が臀筋《でんきん》（お尻の筋肉）と大腿四頭筋（太もも）である。全筋肉量の70％は、下半身に存在するので、「尻欠ける」状態は、相当な筋肉量の低下を表しているのである。

「老化は足（脚）から」といわれるが、足腰の弱りが老化、生命力の低下と完全に比例することが、以下の種々の研究からよくわかる。

(図表 11) 人体で最大の器官――筋肉

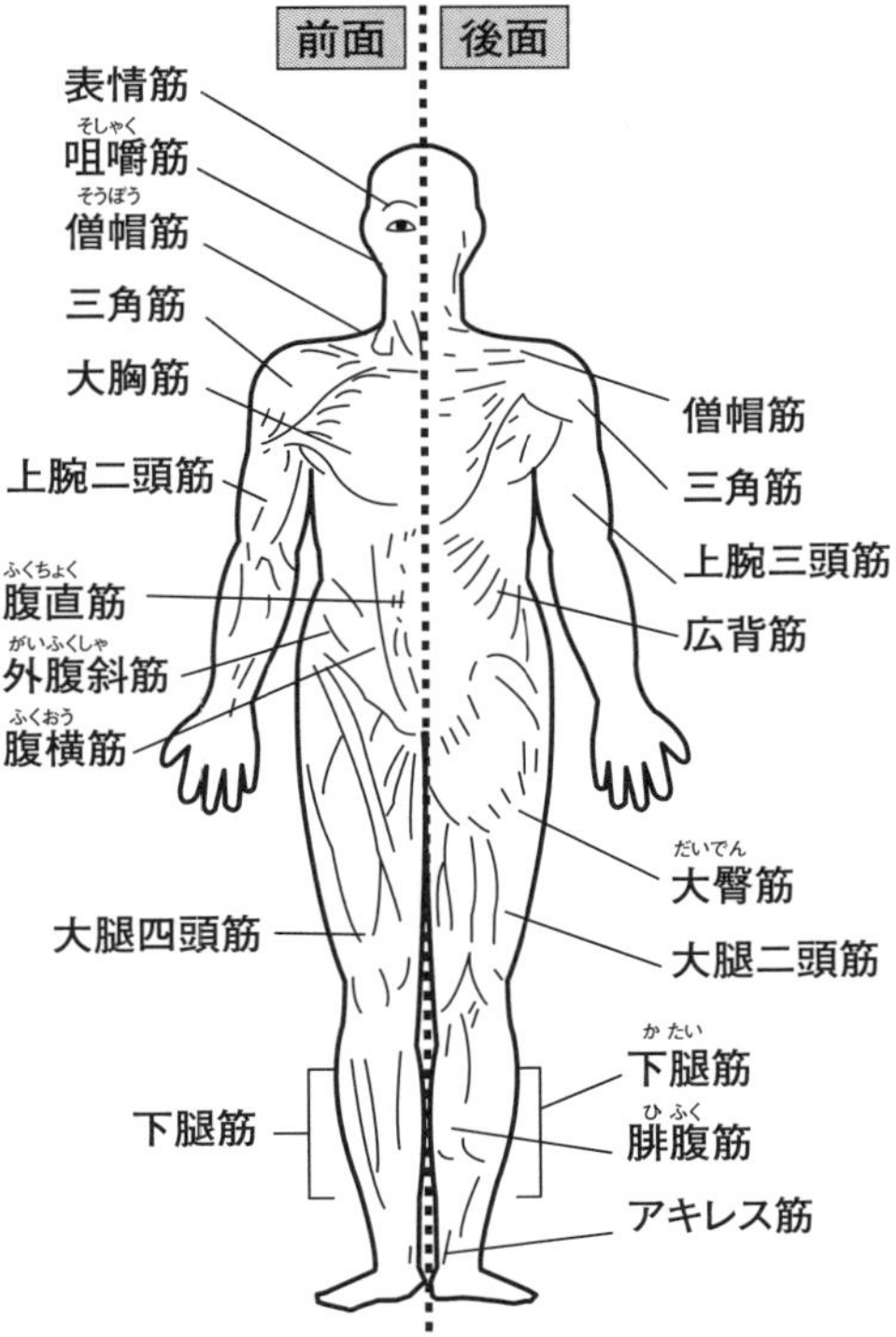

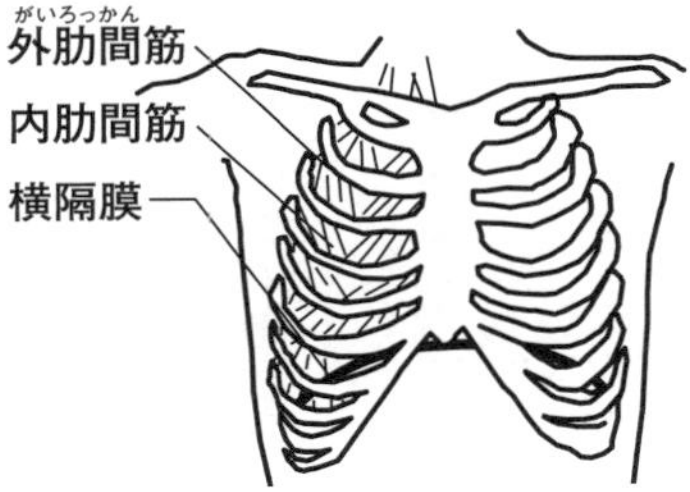

●歩くのが速い人ほど「長生き」できるワケ

「足腰の弱り」は、「歩くスピード」や「椅子から立ち上がる時間」に如実に反映してくる。

平均的な歩行速度は、1秒＝1・3m（1分＝約80m）、1時間に4・8㎞である。

「アメリカ老人病学会会報」（2007年11月号）に「患者の体調がよくなって歩行速度が速くなると、死の危険は反比例して低下する」という論文が掲載されたことがあるが、歩くスピードが老化や生命力の指標になることを示唆している。

アメリカのピッツバーグ医科大学で、65歳以上の3万4000人を対象にした調査で、「秒速1m以上の人は、それ以下の人より長生きする」ことがわかっている。

同じく、ピッツバーグ医大のステファニー・ストゥデンスキー博士が、「高齢者500人の日常の歩行速度を測定して、9年後に同じ人たちの健康状態を調べた」ところ、歩くスピードの違いにより、

・歩くスピードが遅かった人——77％死亡
・歩くスピードが中程度の人——50％死亡

(図表12) 歩行速度の違いと健康上のリスク

歩くスピード	脳梗塞のリスク	糖尿病のリスク
速い	0.42	0.60
ふつう	0.68	0.82
遅い	1.00	1.00

・歩くスピードが速かった人――27％死亡

という結果が得られている。

また、アメリカで看護師8万人を8年間追跡調査した研究がある。

・歩くのが速い（時速4・8㎞以上）
・歩くのがふつう（時速4・8〜3・2㎞）
・歩くのが遅い（時速3・2㎞未満）

に分けて比較したところ、「遅い」を「1」とした場合、（図表12）のような結果が得られている。

「高血圧」に対して、降圧剤を使って、血圧を下げる目的は、脳梗塞（脳卒中）や心筋梗塞を防ぐため、と言っても過言ではない。

よって、歩くと、血圧も下がり、脳梗塞のリスクを減らせることを、この研究は雄弁に物語っている。

さて、歩くと、なぜこうした病気を防げるのだろうか。

（1）速く歩くとエネルギー消費量が多くなる

歩き終わったあとの数時間～1日にわたり、エネルギー消費量が増える。その結果、血液中の糖（血糖）や脂肪が消費されて、血糖や脂肪が低下する。

（2）歩くと血管が軟らかくなる

歩くと血行がよくなり、血管の内皮細胞から「NO」（一酸化窒素）など、血管を軟らかくする物質の分泌が多くなる。結果、全身の動脈の硬化や高血圧を防ぎ、改善する。

「人は血管とともに老いる」（オスラー博士）といわれるように、「血管が硬くなる」＝「動脈硬化」により、血液の循環が悪くなり、全身60兆個の細胞に必要な栄養素、水分、酸素が十分に供給されなくなってしまう。また、60兆個の細胞から排泄される老廃物が十分に回収されずに、細胞内に残ることが、老化の最大の原因である。

（図表13）身体能力と死亡率の関係

下位25%の人の、上位25%の人に対する死亡率	
歩行速度	2.87倍
椅子から立ち上がる時間	1.96倍
握力	1.67倍

よって、血管が軟らかくなると、血流がよくなり、血圧も正常に保たれ、若さも保てる。

また、「歩くと、下肢の筋肉を養っている動脈のバイパス（側副血行《そくふくけっこう》）が増える」との研究結果を、米国ノースウェスタン大学のM・M・マクデルモット博士は発表している（JAMA・2009年1月14日号）。

さらに、英国医師会の医学誌「British Medical Journal」（2010年9月号）に、ロンドン大学のレイチェル・クーパー博士らが、5万3476人の「いろいろな身体能力と死亡率」との関係を調べたところ、次の（図表13）のごとく、興味深い結果が得られた。

筋力、とくに「歩行速度や椅子から立ち上がる時間」に直接影響する下半身の筋力が弱い（下位）人ほど死亡率が高かったのである。

こうした諸研究より、高血圧を含むいろいろな病気や老化の予防にとって、また死亡のリスクを下げることにとって、いかに、下半身の筋肉、筋力の衰えを防ぐことが大切かがよくわかる。

★コラム5　血管内皮細胞の働き

血管壁は、内側から内膜、中膜、外膜の3層構造になっており、内膜にある内皮細胞は血流を促す司令塔のようなものである。

内皮細胞の働きは、

(1) いろいろな血管作動性物質を産生・分泌して、血管の中膜の平滑筋の収縮、拡張を調節

(2) 血液を固まらせる作用のある血小板の粘着、凝集を阻止し、血栓症を防ぐ

などである。

内皮細胞の機能が低下すると血管壁は調節機能が悪化し、収縮する傾向になり、血圧が上昇し、血管内壁の炎症も起こりやすくなる。また、コレステロールが血管内壁に入り込みプラーク（粥状の膨らみ）ができる。それが破れると、血液中の赤血球や

血小板などと一緒に塊を作り、血管を塞ぎ、心筋梗塞や脳梗塞を起こす。

内皮細胞を活性化させ、NO（一酸化窒素）などの分泌を促すには、1分間の脈拍が「120」未満の持続的な有酸素運動をするとよい。1日1時間くらいのウォーキングが最適だ。また、アルギニン（玄米、ゴマ、ナッツ類……）やシトルリン（ゴーヤ、キュウリ……）を多く含む物質をたくさん食べるのも効果的である。

なお、タマネギのケルセチン（茶色の外皮に最も含まれる）は、活性酸素を除去し内皮細胞を活性化し、血管拡張物質の働きを促す。

「NO」（一酸化窒素）は、血管を拡張して血液が固まることを防ぐことにより、血圧を下げ、動脈硬化や心筋梗塞を防ぐ。

●なぜ、「ふくらはぎ」を揉むと健康になるのか？

『長生きしたけりゃふくらはぎをもみなさい』（アスコム）という本が100万部を超すベストセラーになっている。

「ふくらはぎマッサージ」の考案者は、米国オハイオ州トランバルメモリアル病院で救急外科部長をされていた故・石川洋一医師である。

点滴がスムーズに落ちていかない重症患者の「ふくらはぎ」が異常に冷たかったので、さすってあげたところ、点滴がスムーズに落ち始めて、患者の容体が改善していったことがきっかけで、やがて外科医をやめて「ふくらはぎマッサージ」健康法を世に広めるようになったという。

人間の血液は重力の影響で、その70％が下半身に集まっている。日頃は歩いたり、足踏みすることで「ふくらはぎ」の筋肉が収縮と拡張をする（ミルキング・アクション＝乳しぼり効果）ことにより、下半身の血液を心臓に環流させている。

運動不足や加齢により、「ふくらはぎ」の筋力が衰えると、ミルキング・アクションが十分に作動せず、下半身の血液の心臓への環流が悪くなり、足のむくみが続くと、高血圧や心臓病にもかかりやすくなる。現代文明人は、歩く機会が減り、「ふくらはぎ」のポンプ機能が低下している。

よって「かかと上げ運動（カーフレイズ）」や両手で「ふくらはぎ」をつかみ、指で押圧するなどして、「ふくらはぎ」を刺激すると、全身の血流がよくなり、こり、痛み、高血圧、心臓病……等々を改善できるのは事実である。

●筋肉運動の驚くべき効果

ここまで述べたことで、筋肉、とくに下半身の筋肉が、高血圧のみならず、いろいろな病気の予防や、生命力そのものにとっても、極めて大切な役割を果たしていることがわかる。

一般に、筋肉は、手足を動かしたり、姿勢を正したりする……くらいにしか理解されていないが、以下に示すようにいろいろな生理的効能を有している。

(1)血圧を下げる

細い管にたくさんの水を流そうとすれば、水を押し出す強い力が必要となる。

血圧もこれと同じで、その強さは次のように表せる。

(心臓から送り出される血液の量＝心拍出量)×(血管の大きさ、弾力性＝血管抵抗)＝血圧

「筋肉運動を続けると、上(収縮期)、下(拡張期)の血圧とも3～4%低下する」と米国心臓協会のケリー博士らが実証している。これは、筋肉運動を続けることで、筋肉細胞の周辺の毛細血管が増え、末梢血管の抵抗が低下するからとされている。

また、カナダのマック・マスター大学も「30人の被験者に、週3回、一度につき10回のグーパー運動を8週間させたところ、上(収縮期)の血圧が下がった」という研究結果を発表している。さらに、頸動脈の硬化がほぐれ、弾力を増していたことが、エコー検査で確認された。

これを契機に、カナダでは、「ハンドグリップ」による降圧の研究が盛んに行われている。

「全力で握る力の30％くらいの力で握力計を2分握って1分休む（ハンドグリップ）」という動作を左右2回ずつ週3回やるだけでも、血圧が下がる、という。握る力をゆるめた瞬間に、腕の血管内に血流がどっと流れ出す刺激により、血管内壁からNO（一酸化窒素）の分泌が多くなり、血管が軟らかくなるため、とのこと。「握力計」の代わりに、厚めにたたんだタオルを用いて、同時に2分握って1分休むという動作（タオルグリップ）でもよい。

この程度の筋肉運動でも血圧が下がるのだから、筋肉量が断然多い下半身の運動（後述）を励行すると、血圧が下がるのは、当然の理である。

（2）狭心症、心筋梗塞や脳卒中の予防改善

長い間、「心臓病の人は運動禁止」が医学の常識であった。

しかし、今では、狭心症や心筋梗塞の患者に対して「筋肉トレーニングをするように」と、アメリカ心肺リハビリテーション協会が勧告を出しているほどである。

実際に、肉体労働者やスポーツマンは、一般の人より、心筋に栄養や酸素を送り込んでいる冠動脈の内径が大きく、また心筋の毛細血管の数もかなり多い。その上、冠動脈にバイパス（側副血行）ができていることが多い。

バイパスと言えば、よく運動する人の脳動脈にも多数存在することが知られていて、一方の血管が詰まっても、〝迂回路〟として血液を供給する機能を持つ。

よって、筋肉運動が、心筋梗塞や脳卒中の予防、改善に役立つのである。


また、米国コロンビア大学のJ・ウィリー博士によるマンハッタン在住の平均年齢69歳の男女３３００人を約８年間追跡した研究でもそれは明らかだ。

調査の期間中に２３８人が脳卒中を発症したが、研究開始時に、被験者の20％が中〜高強度の運動を行っており、41％は運動を行っていない、と述べていて、前者は、後者に比べて脳卒中が発生する可能性が63％低かった（米国医学誌 Neurology：２００９年11月24日号）。

（３）血液中の脂肪、血糖値が下がる

筋肉運動により筋肉の量が増えると、基礎代謝が高まって脂肪の燃焼が促され「中性脂肪」が減少する。

また筋肉運動によって、筋肉細胞内のGLUT《グルット》－4（グルコーストランスポーター4＝糖輸送担体）の活性が増すことにより、血液中の糖分の筋肉細胞内への取り込みが促進される。その結果、筋肉の活力は増し、血糖が下がる。

中性脂肪、血糖の低下は、動脈硬化を防ぎ、血圧上昇の要因を取り除くことになる。

（4）肥満の予防、改善

筋肉運動により、筋肉量が増え、基礎代謝が高まると肥満の予防、改善につながる。

人間の体内には脂肪細胞が約300億個あり、これは体重の約20％とされているが、肥満者ではその数が約400億～600億個も存在し、体重の30～40％にもなる。

脂肪細胞の数そのものは、終生、変化しないが、筋肉運動を続けることで、脂肪細胞の容積が減少し、肥満を改善できる。

肥満は、血圧を上昇させる大きな要因の1つであるから、筋肉運動により肥満が改善することは、高血圧の予防、改善に大いに役立つ。

その他、「血圧」とは直接関係ないが、筋肉運動は、以下のような、種々の健康効果をもたらす。

(5)免疫力を上げる

風邪、肺炎、胆のう炎……などの炎症疾患をはじめ、ガン、膠原病《こうげんびょう》、脳卒中や心筋梗塞の発作……など、ありとあらゆる病気において、発熱が生じる。熱が上がると、免疫の中心的役割をしている白血球の働き(貪食能《どんしょくのう》=白血球が病原菌や老廃物を取り込んで処理する働き、殺菌能、免疫物質産生能……)が高まるからである。

体温が1℃上昇すると、免疫力は一時的にせよ5〜6倍になり、逆に1℃低下すると約30%減弱するとされている。

50年前には36・9℃あったとされる日本人の平均体温は、今や約1℃低下して、36・0℃前後しかない。つまり、日本人の低体温化こそが、この40年で医師数が約13万人から約30万人に増え、医学は長足の進歩を遂げ、年間に医療費を40兆円近く費やしても、病気、病人が減らないどころか、増加の一途を辿っている大きな原因である、と私は確信している。

体温の約40%は、筋肉から産生されるのだから、日頃の筋肉運動や労働が、「免疫力」

をつけるのにいかに大切かがわかる。

(6)ガンの予防や再発防止

以前から、筋肉運動が、ガン発生に抑制的に働くことは、いろいろな動物実験や疫学調査で証明されていた。

ガン細胞は35・0℃で最も増殖し、39・6℃以上になると死滅することがわかっている。つまり、ガン細胞は高熱が続くとアポトーシス（自殺）することが医学的に証明されている。

筋肉運動することで、約1℃から最大で3℃の体温の上昇がある。

また、定期的に運動している人は、NK細胞（ナチュラルキラー細胞＝白血球のリンパ球の一種でガン細胞を攻撃する）が、運動しない人に比べてずっと多く、活性も高いことがわかっている。

また、筋肉運動をすると、「消化管移送時間が短くなる」。つまり、食べた物が胃腸で消化され、不用物が大便になって排泄されるまでの時間が短くなる。その結果、発ガン物質の大腸細胞への刺激時間が短くなり、大腸ガン発生のリスクが小さくなる。

（7）記憶力の向上、ボケ予防

「ウォーキング、ジョギング、テニス、水泳などの有酸素運動をしている人に比べて、運動していない人の脳はＭＲＩ画像を比較すると、萎縮（老化）の程度が激しい」（米国イリノイ大学のアーサー・クレーマー教授）

「ダンベルなど重量により負荷をかける運動は、脳の中の記憶中枢である海馬の働きをよくして、記憶力の維持や回復により効果的である」（米国ニューヨーク大学のアントニオ・コンビット博士）

などの研究から、筋肉運動が脳の血流をよくして、脳の老化、ボケを予防することがわかる。

（8）うつを改善し、自信をつける

筋肉運動をすると、筋肉細胞の中で、テストステロン（男性ホルモン、女性にも存在）の産生・分泌が高まり、自信が湧き、うつの予防、改善に役立つ。

また、運動により、快感ホルモンのβ‐エンドルフィンやセロトニンの脳内での産生・

分泌が多くなり、うつを軽減させる。

米国の心理学者マダックス博士は、「どんな抗うつ剤より、運動に優る抗うつ療法はない……」と述べている。

(9)骨粗しょう症の予防や改善

筋肉運動をすると、骨への血流もよくなり、骨が強くなる。筋肉運動、とくに負荷をかけるレジスタンス運動（ダンベル運動など）をすると骨も強くなる。「骨は加えられた力に反応して強くなる」（Wolffの法則）という言葉もあるくらいだ。

(10)痛みを取る

筋肉運動をすることで、筋力が強化されると、体重や動作による骨や関節への負担を軽減させて関節の機能を高め、痛みを軽減させる。

また、「痛み」は、寒い日や雨の日にいっそうひどくなる傾向があるし、入浴や温湿布により患部を温めると、軽減するものだ。つまり「痛み」は「冷え」や「水（湿気）」と大いに関係して起こることがわかる。

よって、筋肉運動により、血流がよくなり、体温が上がると、痛みは軽減する。「治療」のことを「お手当て」ともいうが、昔から腹や腰、関節が痛むと、手のひらを当てて温めることによって、治そうとした人間の本能の仕草であろう。

こうした筋肉運動の生理的作用の効果から、筋肉運動をすることで発汗、排尿がよくなって体内の余分な水分を捨て、またストレスも発散して血圧が下がる。持続的な筋肉運動をすることで、脂質異常症（高脂血症）や肥満を防ぎ、高血圧の要因を取り去ることもできる。

●高血圧によく「効く」〝脚〟のトレーニング

高血圧を予防し、健康的に生きていくための鍵は「下半身＝〝脚〟」が握っている。そして筋肉運動をすることは、高血圧の原因によく効き、高血圧対策に素晴らしい効果がある……以上のことから、高血圧を〝正しく〟下げるために、「脚のトレーニング」は非常に効果的であるということを理解していただけたと思う。

では、健康な脚を手に入れるためには、どんな運動をすればいいのか。
私がおすすめするのは、以下の9つのトレーニングだ。

(1)ウォーキング
(2)スクワット
(3)もも上げ運動
(4)カーフレイズ
(5)手足ぶらぶら運動
(6)腰かけ足踏み運動
(7)足の裏叩き運動
(8)下肢のアイソメトリック運動
(9)フラミンゴ運動

ウォーキングは、下半身を鍛えるための、また、健康を増進するための、基本中の基本である。

（図表14）に示した歩数を目標に、毎日歩かれるのがベストだし、バスや電車、タクシー、マイカーなども、利用しなくてよい距離なら、なるべく歩く努力をされるとよい。ただし、歩く時間が十分にない場合、また、暑さ、寒さ、雨や雪など天候がじゃまして歩けない場合は（2）～（9）までの運動を、1つでも2つでも、やられるとよい。

これらの運動は、ご自身の健康状態に合わせて、やりやすい順に、すべての運動をやられるとさらによい。

はじめは、「こんな程度で運動になるのか」というくらいの量から始められてよい。それでも続けていると、筋肉は正直なので、必ず強くなる。90歳になっても筋肉は発達することがわかっている。

だんだんと筋量、筋力とも増してきたら、少々、つらいくらいやってから、入浴やシャワー浴をされると、筋肉への刺激とリラックス効果が交互に作用するので、筋力増強、健康増進に絶大なる効果が得られる。

（図表 14）年齢別の 1 日の目標歩数

年齢	分速（1分間に歩く距離）	1 日の目標歩数	この歩数で歩ける距離※
30 代	85m	10,000 歩	6km
40 代	80m	9,000 歩	5.4km
50 代	75m	8,000 歩	4.8km
60 代	70m	7,000 歩	4.2km
70 代	60m	6,000 歩	3.6km

※身長 160cm、歩幅 60cm として

（1）ウォーキング

ウォーキングによって血圧を低下させる効果は、

①下半身の筋肉を発達させて、下肢の動脈のバイパスや毛細血管の数を増やし、上半身に集中している血圧を下半身に下ろして、「頭寒足熱」の状態にする。

②ふくらはぎの「ミルキング・アクション」の機能を強化して、血管や心臓の働きを助ける。

③プロスタグランディンやタウリン等の降圧物質の産生量が増加する。

④血管の内皮細胞からの「NO」（一酸化窒素）など、血管を軟らかくする（動脈硬化を防ぐ）物質の分泌を促す。

⑤腎血流量をよくして、腎機能を高めて尿の量を多くして、余分な水分（水中毒）や余分な塩分の排泄を促す。

⑥ストレス解消――歩くと脳からのα波（リラックスしたり、瞑想する時に出現する脳波）が出る。加えて、脳の細胞からは快感ホルモンであるセロトニンやβ－エンドルフィンなども分泌されるので、ストレスの解消にもなる（ストレスも高血圧の原因の1つ）。

1日のウォーキングの量は、（図表14）のごとく年齢によって違う。

歩幅は「身長－100㎝」で概算できる。つまり、身長が160㎝の人なら「1歩」＝（約60㎝）であり、1万歩歩けば、60㎝×10000歩で約6㎞歩いたことになる。

また、ウォーキングをされる際は、ぜひ「歩数計」をつけることをおすすめする。

カナダの大学の研究者たちが、「運動嫌いの106人に歩数計を身につけさせ、12週間、毎日の歩数を記録する」という実験を行った。

意識的に歩こうとしたわけではなかった106人の歩数が、ただ歩数計を持っているだけで、それまでの1日平均「7029歩」から「1万480歩」に増えたのである。

1日当たり約3400歩増えただけで、106人の体重が3ヶ月で平均1・5㎏減少、ウエスト（胴回り）が1㎝減少、1分間の心拍数が4回減少した。心拍数の減少は、心臓

(図表 15) 足裏のツボ

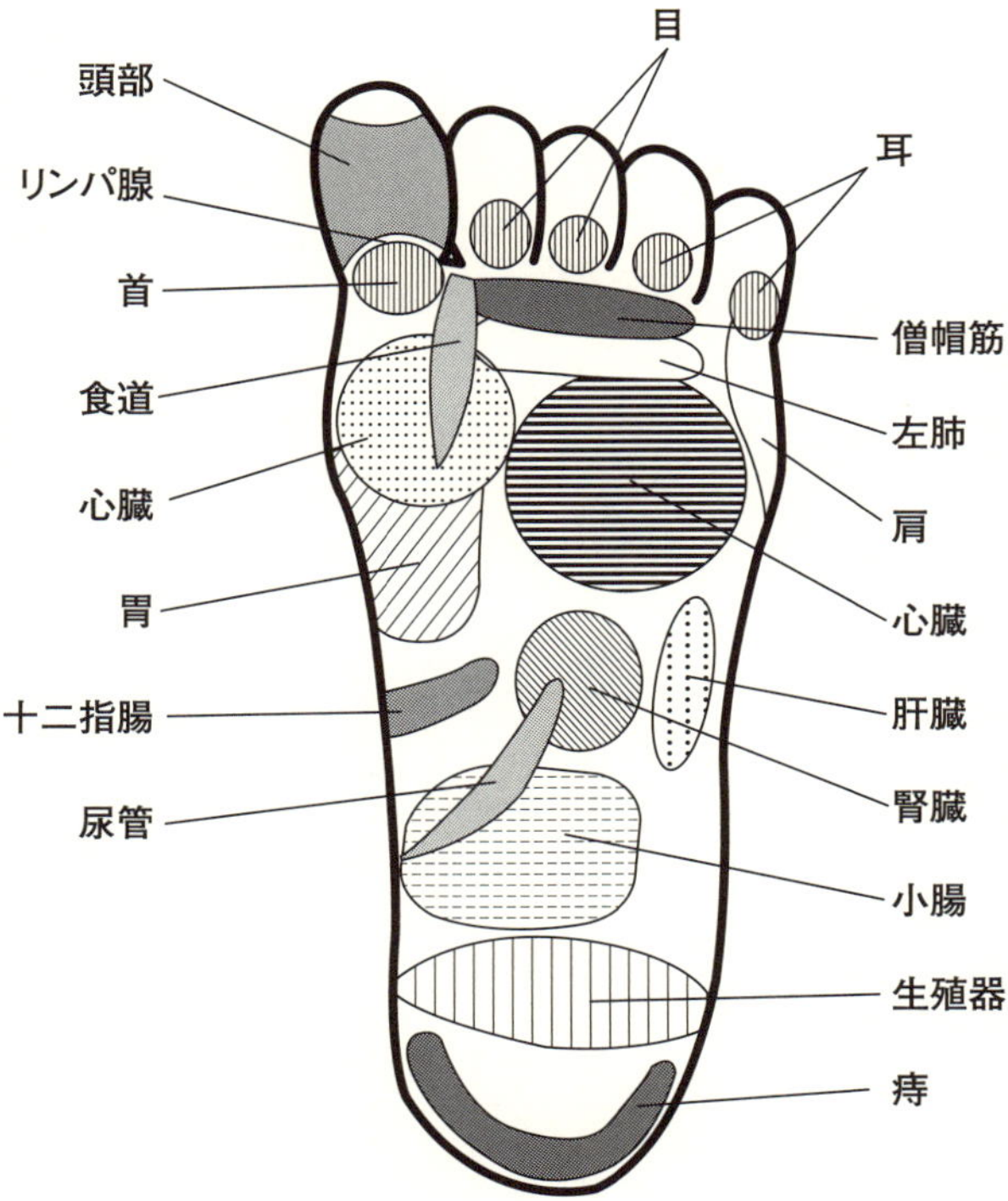

機能が強くなったことを示している。

また、（図表14）に示しているほどの量のウォーキングをする時間と場所がない人は、1歩ごとにかかとから着地し、ゆっくり重心をつま先のほうに移動するようにして、足の裏を刺激し、最後は、つま先だけで蹴って歩くという歩き方をするとよい。

ふくらはぎと足の裏を十分に刺激することができるので、たとえ歩く歩数が、1日の目標歩数の3分の1〜5分の1であっても、十分な効果がある。P82に示した「ふくらはぎマッサージ」の効果プラス、足の裏マッサージの効果が得られる。

足の裏は（図表15）に示すように、体内のすべての内臓、器官のツボが存在しているので、このウォーキング法によって、そうした内臓、器官の働きをよくして、健康のレベルを高めてくれる。

（2）スクワット

スクワット（Squat）とは「しゃがみ込む」という意味で、（図表16）のように行う。下半身の筋肉のほとんどが鍛えられる。

スクワットをすると、腰や膝が痛む時は、後述するもも上げ運動や、カーフレイズをや

(図表16) スクワット

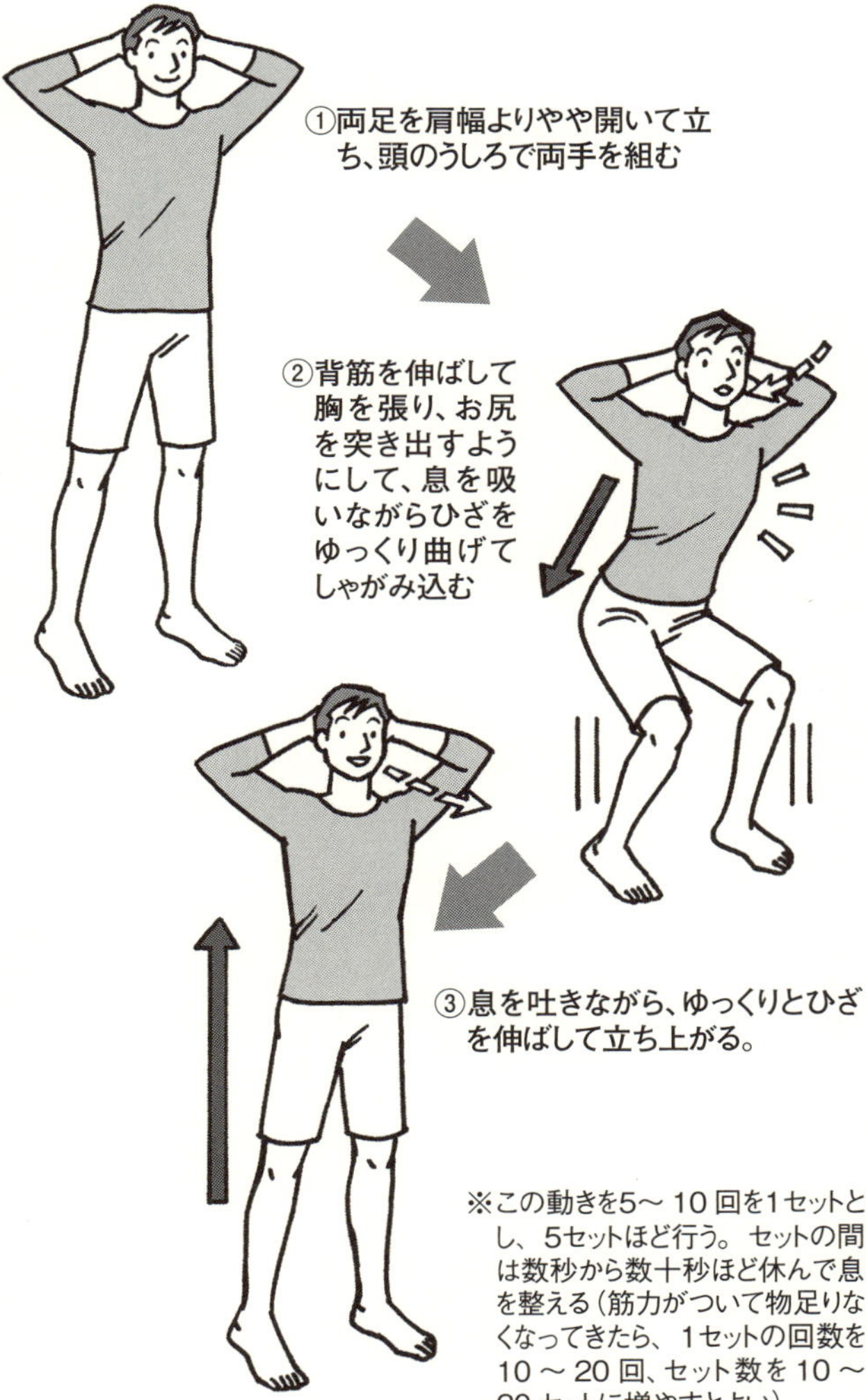
①両足を肩幅よりやや開いて立ち、頭のうしろで両手を組む
②背筋を伸ばして胸を張り、お尻を突き出すようにして、息を吸いながらひざをゆっくり曲げてしゃがみ込む
③息を吐きながら、ゆっくりとひざを伸ばして立ち上がる。

※この動きを5～10回を1セットとし、5セットほど行う。セットの間は数秒から数十秒ほど休んで息を整える（筋力がついて物足りなくなってきたら、1セットの回数を10～20回、セット数を10～20セットに増やすとよい）

られるとよい。また、スクワットをする前の準備運動にしてもよい。

（3）もも上げ運動

（図表17）のように行う。スクワットと同様、下半身の筋肉のほとんどが鍛えられるが、とくに、腹筋運動にもなる。

（4）カーフレイズ

カーフレイズ（calf raise）は、calf（ふくらはぎ）、raise（上げる）の意味で、何のことはない「かかと上げ運動」のことだ。（図表18）のように行うとよい。

下半身の筋肉全体が鍛えられるが、とくに、「ふくらはぎ」を刺激するので、ふくらはぎの筋肉のミルキング・アクション（＝乳しぼり効果）による下肢の血液の心臓への環流を促し、血圧の低下、心臓病の予防、改善に大きな力を発揮する。

（5）手足ぶらぶら運動

（図表19）のように行う。リラックス効果があるほか、手や下肢の血流がよくなり、また、

（図表 17）もも上げ運動

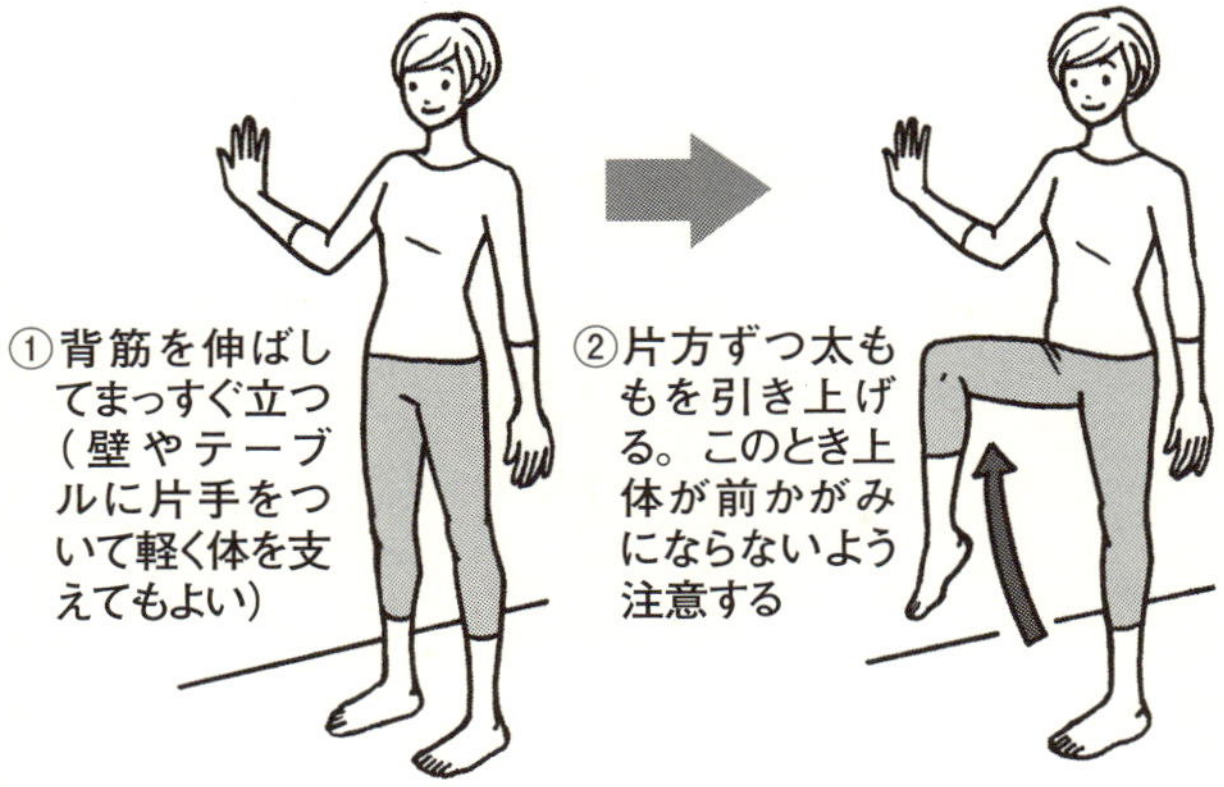
①背筋を伸ばしてまっすぐ立つ（壁やテーブルに片手をついて軽く体を支えてもよい）
②片方ずつ太ももを引き上げる。このとき上体が前かがみにならないよう注意する

※左右交互に 10 回ずつを1セットとし、5～ 10 セット行う（筋力がついて物足りなくなってきたら、1セットの回数を 10 ～ 20 回、セット数を 10 ～ 20 セットに増やすとよい）

（図表 18）カーフレイズ

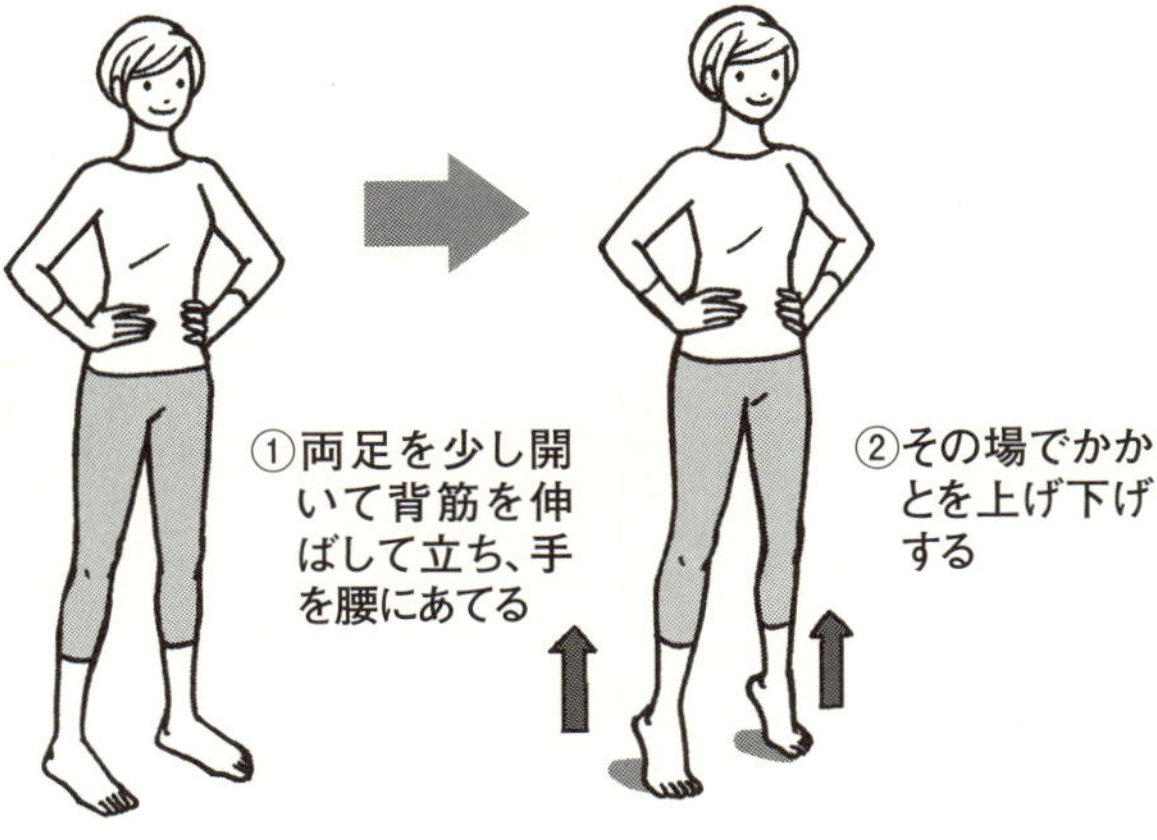
①両足を少し開いて背筋を伸ばして立ち、手を腰にあてる
②その場でかかとを上げ下げする

※これを5～ 10 回を1セットとし、5～ 10 セット行う（上げ下げは最初ゆっくりから始め、徐々にスピードアップ。セット数も徐々に増やしていくとよい）

手、下肢からの心臓への血液の環流もよくなって、高血圧の改善や予防に役立つ。

(6)腰かけ足踏み運動

(図表20)のように行う。歩いたり、立位の姿勢を保つのも困難な人には、最適の下半身の鍛錬になる。

(7)足の裏叩き運動

(図表21)のように行う。足の裏は第二の心臓ともいわれるし、下半身への血液の流れの折り返し地点でもある。足の裏をトントンと叩くと、下肢への血流がよくなり、血圧を下げるのに有益である。

(8)下肢のアイソメトリック運動

ふつうの運動は、筋肉(繊維)を収縮させながら行うが、一定の姿勢を保つ運動は、筋肉(繊維)の長さを変えないで行うので、iso-metric《アイソメトリック》(iso = 同じ、meter = 長さ)運動という。具体的なやり方は(図表22)を参考にしてほしい。

(図表19) 手足ぶらぶら運動

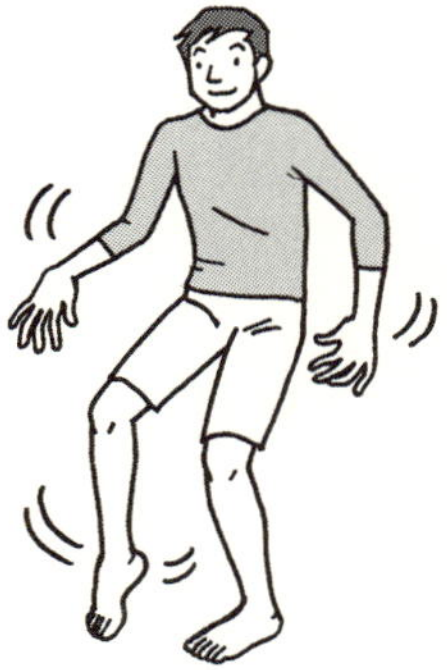

①軽く足を開いて立ち、両肩の力を抜いて手をぶらぶらさせる
②その後、片足ずつ力を抜いてぶらぶらさせる

※いずれも50 ～100回行う

(図表20) 腰かけ足踏み運動

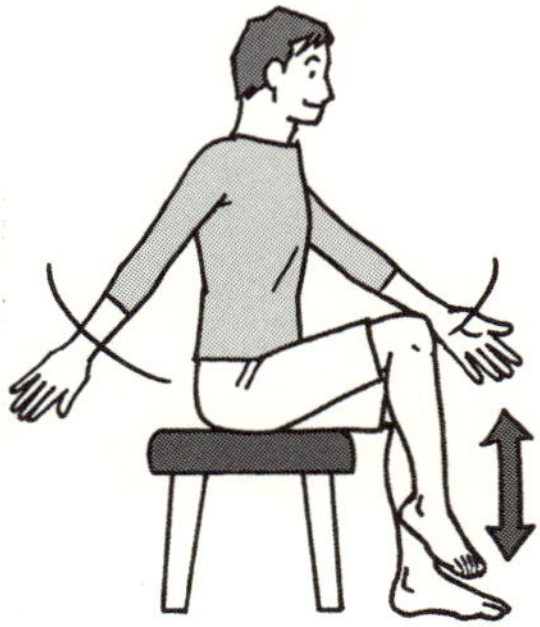

①椅子に腰かける
②その状態で、両腕を前後に振りながら、膝を上下に動かし、足の指で床を軽くける

※この動作を2分間続ける

(図表21) 足の裏叩き運動

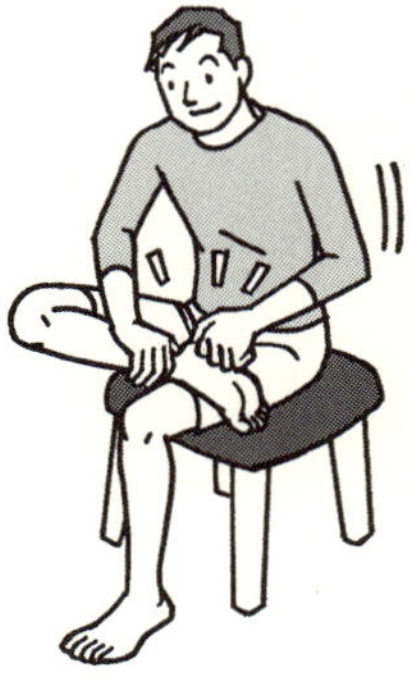

①椅子に座る
②その状態で、こぶしで左右の足の裏を交互にトントンと叩く

※これを50 ～ 100 回行う

効率よく、下肢の筋肉を鍛えられるので、P84で示したハンドグリップと同等の効果も期待できる。つまり「NO（一酸化窒素）」の内皮細胞からの分泌を促して、動脈を軟らかくできる。

（9）フラミンゴ運動

「1本足で、1分ずつ立つ」というフラミンゴ運動を1分ずつ行うと、約50分歩いたのと同じ効果が得られるとされている。

（図表23）を参考に、手を壁やテーブルに軽くつけて、体を安定させてやるとよい。

(図表 22) 下肢のアイソメトリック運動

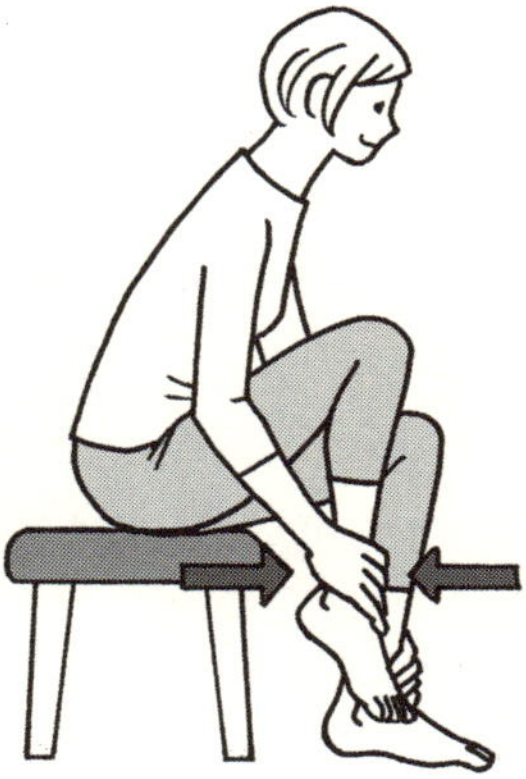

①椅子に座る
②その姿勢で、両手で片方の足の足首（甲の側）を持って引き寄せる
③その状態で、下肢は反対方向にへ伸ばす
④それぞれ持てる力の 60 ～ 70%の力を入れて、7 秒間同じ姿勢を保つ

※この運動を、少し休憩を入れながら、交互に3～5セットずつ行う

(図表 23) フラミンゴ運動

①片足立ちをして、1 分間同じ姿勢を保つ
②逆の足でも同じように1 分間姿勢を保つ

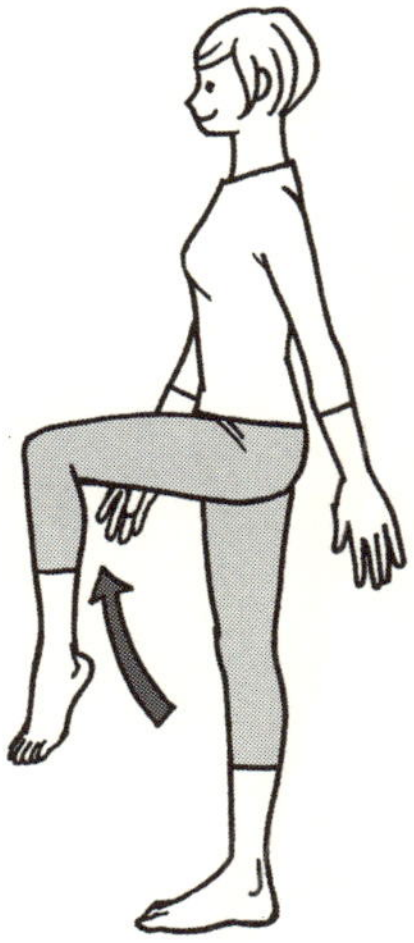

★コラム6　家事をするだけで血圧は下がる

米国の専門誌Medicine & Science in Sport & Exercise（スポーツ・運動の医学と科学）に「28人の被験者に、1日に150キロカロリーを消費する程度の家事をさせたところ、2日後に平均13㎜Hgの血圧の低下が見られた」という研究結果が掲載されたことがある。

これも、炊事や掃除といった家事労働をするために、筋肉を使ったことによる効果だと思われる。

ただし、家事労働の血圧低下の効果は、約8時間しか持続しないので、毎日継続的に家事にいそしむことが大切だとのこと。

4章

高血圧によく効く「食べ物」「食べ方」

●高血圧を〝正しく〟下げる食べ物

高血圧の主な原因として、

(1)塩分の摂りすぎ
(2)動脈硬化
(3)ストレス
(4)水分の摂りすぎ
(5)下半身の筋肉の衰え

の5項目について説明を加えてきた。
それぞれの要因に効く食べ物について以下紹介していこう。

（1）「塩分」と「水分」の排泄を促し、血圧を下げる食べ物

私が医師になった約40年前は、降圧剤というと、ほぼ90％の高血圧患者に降圧利尿剤が処方されていた。

西洋医学が、高血圧の元凶として敵視する塩分を尿と一緒に排泄する作用があるからだ。しかし、Ｐ62で説明したように、余分な水分（水毒＝水中毒）も高血圧の原因になるのだから、塩分と一緒に排泄される水（尿）も、血圧を下げてくれるのである。

①キュウリ、スイカ

キュウリとスイカには、「イソクエルシトリン」という強力な利尿作用を持つ成分が含まれている。また、ミネラルの「カリウム」は、ナトリウム（塩）の排泄と排尿を促し、血圧を下げる。

以前、青森県の人々は塩分を多量に摂るために高血圧患者が多かったが、毎日リンゴを5個以上も食べるリンゴ村の人々には、高血圧患者がほとんどいなかったというのは有名

な話。リンゴに含まれる「カリウム」が、体内の余分な塩分を尿とともに追い出していたから、というのが医学者が出した結論であった。

さて、キュウリ、スイカはそれぞれ暑いインド、アフリカの原産であるため、体を冷やす作用がある。

冷え症の高血圧の人（とくに女性）は、キュウリやスイカを食す時に、自然塩を振りかけたり、キュウリは糠《ぬか》漬けなどにして、冷やす作用を取り去ってから食べられるとよい。

②小豆

漢方医学では、小豆の生薬名は「赤小豆《せきしょうず》」といい、心臓病、腎臓病、脚気《かっけ》……など「むくみ」の病気に用いられてきた。

含有成分のサポニン（ポリフェノールの一種）が、体内の水分量を調節し、「水毒＝体内の余分な水分」があると、強力な利尿作用を発揮する。

サポニンは、血中のコレステロールや脂肪を低下させる作用もあるので、動脈硬化を防ぎ、二次的に高血圧を防ぐ作用が期待できる。

赤飯、しるこ、アンコ……など、日常の食生活で、多めに小豆を摂るようにするとよい。

小豆50gを600mlの水を入れた鍋に加え、半量になるまで煎じて飲むと、より強力な利尿作用を発揮する（小豆もろとも食べても可。黒砂糖や自然塩を少々加えると飲みやすい）。

③ナシ（梨）

ヨーロッパの医学を何百年もの間リードしてきたイタリアのサレルノの医学校で使われた教科書の中に「ナシを食べれば小便、リンゴを食べれば大便」という記述がある。

中国の古書にも「ナシは大小便を利す」とある。

よって、血圧の高い人は、ナシの季節には大いにナシを食べて、排尿を促すべきだ。

とくに、塩分を摂りすぎて「むくみ」や「血圧上昇」がひどい時は、レンコンとナシを同量、ジューサーにかけてできたジュースを、ゆっくりかみながら飲むとよい。もしくは、ナシ1個を薄切りにして、それをコップ2杯の冷水に半日ほど漬けて飲んでもよい。

④ブドウ、メロン、レモン

ブドウやメロン、レモンにも、強力な利尿作用があるので、旬の時期には、しっかりと食べるとよい。

また、ニンジン、リンゴジュースを飲まれる時に、レモンを搾り入れると、酸味が利いて、うまさが引き立つ。レモンに含まれるビタミンCとPが血管を強くし、動脈硬化の予防、改善にも役立つ。

⑤緑茶、紅茶

緑茶、紅茶に含まれる「カフェイン」には強心利尿作用（心臓の働きをよくして、腎血流を促し、尿の生成排泄）を促す作用がある。

お茶の主成分は、約200種も明らかにされているが、そのうちカテキン（渋みのもと）、カフェイン（苦みのもと）、テアニン（うまみのもと）の3つの成分がお茶の薬効を発揮する。

「カテキン」には強力な抗酸化作用や抗菌作用があることで有名だが、血小板（血液を固める血球）凝集を抑制して血液をサラサラにする効果もある。

「カフェイン」は、脳神経を刺激して、眠気防止のほか、強力な強心・利尿作用を有して血圧を下げる。

「テアニン」は気分をリラックスさせて、血圧を下げる効果がある。

つまり、お茶（緑茶、紅茶）は、血圧を下げる作用が強力なのである。

とくにすりおろし生姜と黒糖（またはハチミツ）を入れた「生姜紅茶」は、「生姜」と「紅茶」の持つ、種々の降圧効果（排尿＝塩分を捨てる、血液サラサラ……）が相まって高血圧の予防、改善に甚大な力を発揮する。

(2)「動脈硬化」を防ぎ、血圧を下げる食べ物

①魚

魚に含まれる油（不飽和脂肪酸のＥＰＡ、ＤＨＡ）は動脈硬化を防いでくれる。ＥＰＡは炭素原子（Ｃ）を10個持つ多価不飽和脂肪酸で、体内に摂取されると、先述した「プロスタグランディン」という酵素に変化し、次のような有益な作用をする。

Ａ　血圧を下げる
Ｂ　血管を拡張する
Ｃ　血小板（血栓を作る血球）の凝集を抑制する

D　血中の中性脂肪を低下させる
E　善玉のHDLコレステロールを増加させる
F　血中の総コレステロールを低下させる
G　赤血球変形能を増強させる

B〜Gの作用は、血栓と動脈硬化を防ぎ、最終的には血圧を下げてくれる。

②魚介類（エビ、カニ、イカ、タコ、貝、牡蠣、イクラ、メンタイコ……）

エビ、カニ、イカ、タコ、貝……などの魚介類は、高コレステロール食品であると、長く信じられてきた（今でも、その呪縛から抜け出せない人が多い）。

しかし、すでに1977年に当時の大阪大学内科の教授（後に総長）の山村雄一博士が、従来の比色法から、より鋭敏な酵素法に変えて、そうした魚介類の含有コレステロールを測定したところ、意外に少ないことが明らかにされた。比色法では、コレステロールと構造式が似た「β-ブラシカステロール」や「シトステロール」を誤って「コレステロール」として測定していたためだ。

その上、こうした魚介類には、遊離アミノ酸（タンパク質を構成しないで単独に存在する）の「タウリン」が多く含まれていることがわかった。

タウリンには次のような働きがある。

A　血圧を正常化する
B　血液中のコレステロールを減少するなどして、血圧を下げる
C　胆石を溶かす
D　肝臓の解毒能を強化する
E　強心作用を発揮する
F　不整脈を改善する
G　筋肉疲労を取る
H　アルコールによる害を防ぐ
I　精力を増強する
J　インスリンの分泌を促し、糖尿病を防ぐ
K　視力の回復に役立つ

③ビタミンCやPを多く含む食物

ビタミンCやPは、動脈硬化の発症の引き金になる動脈の内壁が傷つくのを防ぐほか、動脈壁の柔軟性を保つ働きをする。ビタミンCやPを多く含むのは（図表24）に示した食物である。

④アリウム属の野菜（ニラ、ニンニク、ネギ、タマネギ、ラッキョウ）

ニラ、ニンニク、ネギ、タマネギ、ラッキョウ……など、ユリ科、アリウム属の野菜に含まれるイオウ化合物の硫化アリルは、動脈壁にくっついている悪玉（ＬＤＬ）コレステロールを貪食するマクロファージの働きを促進するので、動脈硬化の予防、改善に役立つ。

また、血管を拡張し、血小板の凝集を抑えて血液サラサラ効果を発揮して高血圧の予防改善に役立つ。

さらに、強心利尿作用により、高血圧の原因の１つである、余分な塩分や水分の排泄を促す。

（図表24）ビタミンC・Pを含む食べ物

ビタミンCを多く含む食物	
野菜	カブ、キャベツ、大根、トマト、ネギ、ピーマン、ホウレンソウ、レンコン、キュウリ、シソ、セロリ、タマネギ、トウガラシ、ナス、ハクサイ、パセリ、レタス
芋類	サツマイモ、ジャガイモ
海藻類	
果物	アボカド、イチゴ、イチジク、カキ、キーウィ、グレープフルーツ、スイカ、パイナップル、バナナ、パパイヤ、ブドウ、ミカン、メロン、リンゴ、レモン
茶	緑茶
動物	牡蠣（カキ）

ビタミンPを多く含む食物	
野菜	トマト、ピーマン、ナス、ミカン、レモン
ソバ	

⑤ゴマ

ゴマの成分の約半分がリノール酸やオレイン酸などの動脈硬化を防ぐ不飽和脂肪酸である。

また、セサミンなど、最近話題のゴマ特有のファイトケミカル（植物性化学物質）のゴマリグナンは、強力な抗酸化作用、脂肪の燃焼、コレステロールの燃焼・排泄を促し、動脈硬化を防ぐ。

黒ゴマ8：自然塩2をフライパンで炒ってすりつぶして作る黒ゴマ塩（市販のものもある）をご飯にかけて常食するとよい。

⑥納豆

納豆に含まれる「ナットウキナーゼ」は血栓溶解酵素で血液をサラサラにして、動脈硬化を防ぐ。また、長寿の人の体内に多く存在し、動脈硬化を防ぎ、血圧、血糖、中性脂肪を正常に保つ「アディポネクチン」の合成を促す作用がある。

さらに、抗脂血作用を有するビタミンB_2やB_6も大豆より多く含まれている。

納豆1パック（約100g）を毎日食べるとよい。

とくに、生姜やネギを薬味として多めに用いると、さらなる抗動脈硬化作用や降圧効果が期待できる。

⑦醤油

「醤油には塩分が含まれているので、血圧を上げる」などと一般には言われているが、とんでもない誤解である。

醤油の研究を長年続けているシンガポール大学のバリー・ハリウェル教授らは、「醤油に関する偉大な効果」として、次の2点を発表した（2006年6月、ストレート・タイムズ紙）。

・醤油には、食後の血流をよくする効果があり、醤油を使わない時より、50％も血流がよくなる。
・動脈硬化、ガンをはじめとする万病や老化の要因となる活性酸素を除去する「抗酸化力」が、醤油は赤ワインの約10倍、ビタミンCの約150倍もある。

つまり、動脈硬化や血栓を防ぐ作用があるわけだ。

⑧アルコール
適度なアルコールは、動脈硬化を防ぐ善玉（HDL）コレステロールの肝臓での産生を促し、また、血栓を溶かして血液をサラサラにするウロキナーゼの血管内皮細胞での産生を促進する。

ウロキナーゼの産生能は、ウイスキー＜ビール＜ワイン＜日本酒＜焼酎の順に強くなる。

「ドイツとフランスでの国民1人当たりの動物性脂肪の消費量はほとんど同じなのに、フランス人の心筋梗塞の発症率は、ドイツ人のそれの4分の1である」ことはFrench Paradox（フレンチ・パラドックス＝フランスの逆説）といわれる。

これは、赤ワインに含まれる色素の「レスベラトロール」（ポリフェノールの一種）が冠動脈硬化を防ぎ、心筋梗塞を防ぐからだという。「レスベラトロール」にはSirtuin（サーチュイン＝長寿遺伝子）を活性化することも明らかにされている。

また、「アルコール」はストレスを発散してくれるので、ストレスにより血圧が高くなっている人にも〝降圧剤〟になる。

「酒は百薬の長」と言われ、欧米でも〝Wine is old man's milk〟という言葉があるが、それはあくまで適度な量を飲んだ場合のこと。適度なアルコールとは、1日の量で日本酒なら2合以内、ビールなら大びん2本以内、ウイスキーならダブルで2～3杯以内をいう。

「一杯は人酒を飲み、二杯は酒酒を飲み、三杯は酒人を飲む」

と言われる。

くれぐれも、酒に飲まれないように。

(3)「ストレス」に強くなり、血圧を下げる食べ物

いろいろなトラブル、睡眠不足、心身の疲労など体にストレスがかかると、副腎からアドレナリンやコルチゾールが分泌され、交感神経が刺激されて血圧上昇や脈拍の増加と

なって表れてくる。

ストレスによる血圧上昇と明らかに判断されると、医師は精神安定剤を処方して、血圧を下げることが少なくない。

また、いろいろな降圧剤を処方し、それでも血圧が下がらない場合、精神安定剤を処方して、劇的に効くこともよくある。

そこで、ストレスに強くなる食物を以下挙げてみる。

①シソ
シソの特徴的な成分は、あの独特の香りのもとである「ペリルアルデヒド」。ペリルアルデヒドは発汗、利尿、鎮咳《ちんがい》、去痰《きょたん》作用があるので風邪やむくみ（水毒）に効くほか、防腐（制菌）作用があるので、刺身のツマとしても用いられる。

そして、神経を落ち着かせる作用もある。

よってストレスで緊張が高まっている時は、

「10gのシソの葉をコップ一杯の水で半量になるまで煎じて、1日3回に分けて温服する」

「シソの葉数枚を湯船に入れて入浴する」

「シソの葉を天ぷらにしたり、シソの葉を味噌汁に入れて食べる」

「梅干しのシソを、お茶に入れて飲む」

などされるとよい。

②生姜

シソの葉と同様、生姜は「気を開く」（うつ気を取る）作用がある、として、漢方薬の「うつの薬」半夏厚朴湯《はんげこうぼくとう》の成分として用いられてきた。

「生姜紅茶」（作り方はＰ１３３）として取り入れるとか、すりおろし生姜を、味噌汁、納豆、豆腐、煮物、うどん、そば……等々に、ご自分が「うまい！」と思われる量を加えて食べる「生姜三昧」の食生活をされるとよい。

③セロリ

古代ギリシャの医師ヒポクラテスが、「神経が疲れたならセロリを薬とせよ」と述べているが、豊富に含まれるマグネシウムやカルシウムが、脳神経の興奮を抑えてくれる。そのほか、香りの成分の「アピイン」に神経を鎮める効果がある。

また、セロリをはじめ、パセリ、セリ、ニンジン、アシタバなどセリ科の野菜には、血栓を溶かし、血液をサラサラにする「ピラジン」が含まれているので、動脈硬化を防ぎ、高血圧、心筋梗塞、脳梗塞の予防、改善に役立つ。

ニンジン、セロリ、リンゴをサラダにして食べるとか、ニンジン2本、リンゴ1個、セロリ50〜100gをジューサーにかけて、ジュースを作り、朝食代わりに飲むとよい。

④レタス

16世紀末に出版された食医学書「本草綱目《ほんぞうこうもく》」に、「(レタスは) 筋骨を補い、五臓の働きをよくし、気のふさがりを開き……」とあるが、ビタミンはA、B_1、B_2、Cを、ミネラルはカリウム、カルシウム、リン、マグネシウム、鉄を多く含有している。とくに多く含まれているマグネシウムは、脳・神経組織の健全性を保つ重要な働きをしている。

また、茎に含まれる乳汁のような液体に含まれる「ラクッコピコリン」は、精神安定作用と入眠作用があり、ヨーロッパでは、レタスが「頭の疲れを癒やす野菜」「鎮静作用を有する野菜」と昔からいわれている所以《ゆえん》だ。

レタス、セロリ、ニンジン、タマネギ……などを使ったサラダを食べたり、ニンジン、リンゴ1個で作る生ジュースにレタス50〜100gを加えてニンジン・リンゴ・レタスのジュースを毎日愛飲されるとよい。

⑤ハッカ（薄荷）

ハッカはシソ科の植物で、歯磨き、菓子、飲み物に混ぜられており、その香り、味が、気持ちを快適にしてくれる。

虚弱体質の婦人で、肩こり、頭痛、頭重、のぼせ……などがあり、「イライラ、不安、物事が気にかかる」などの症状がある時に繁用される漢方薬の加味逍遙散《かみしょうようさん》の成分にもなっている。ハッカの入ったアメを多めになめると、イライラ気分が落ち着くものだ。

（4）「下肢の衰え」を防ぎ、血圧を下げる食べ物

①根菜類

前述のとおり、「老化は足（脚）から」といわれるごとく、40歳を過ぎる頃から下肢（太ももやふくらはぎ）が細くなり、尻が垂れ下がり、なんとなく、下半身が寂しくなってく

るものだ。

するとそれまで、下肢や尻の筋肉で支えていた体重（重量）が膝や腰に重くのしかかり、膝や腰に痛みが生じやすくなる。

「痛み」は整形外科的な病気であるが、この腰痛や膝痛が発症するのと比例するかのように、「高血圧」「心臓病」「脳卒中」「糖尿病」「痛風」「ガン」……等々の内科の病気が出てくることが少なくない。それは、P83に示したように、筋肉にはこうした内科の病気を防ぐような、いろいろな生理的効能を有しているからだ。

漢方医学には「相似の理論」という面白い考え方がある。簡単に言うと、「同じような形をしたものには、同じような働きがある」というものだ。飛行機が、鳥に似せて作ってあるのも、船が魚に似せて作ってあるのも、「相似の理論」の応用と言ってよい。

人体を、植物に相似させると、下肢は、植物の根にあたる。よって、「足（下肢）から」くる老化現象には、根菜類を食べるとよい、ということになる。

ニンジン、ゴボウ、レンコン、ネギ、タマネギ、ヤマイモ……などの根菜を毎日しっかり食べると下半身の筋肉の衰えを防ぎ、下半身の筋肉に、若い頃と同じように、十分な血液を循環・保持させることができる。その結果、「頭寒足熱」の健康状態を維持できて、高血圧をはじめ、「いろいろな生活習慣病＝老化による病気」を防ぐことができるのである。「八味地黄丸《はちみじおうがん》」という漢方薬がある。８つの生薬で構成されており、そのうち、５つまでが山薬（ヤマイモ）はじめ根の生薬である。

八味地黄丸は下肢・膝の冷え、痛み、むくみ、つり（硬直）、夜間頻尿、インポテンツ……など下半身の老化の症状に効く。

下半身が弱るのと比例して目と耳が弱ってくる。老眼、白内障、耳鳴り、難聴も発症しやすくなる。よって八味地黄丸は、こうした目と耳の老化の症状にも効く。

こうした老化の症状を伴った高齢者の「高血圧」にも、八味地黄丸が効果的なのは、これまでの説明から〝言わずもがな〟であろう。

②ニンジン

地中海沿岸から西アジア原産のセリ科の植物。含有成分の「コハク酸カリウム塩」に、血圧を下げる作用があるとされているが、漢方の相似の理論から言って、外観が赤〜橙色をした根菜であるニンジンは、体、とくに下半身を温め、また、下半身を強くしてくれることによって、血圧を下げると考えてよい。

さらに、ニンジンに多く含まれ、活性酸素を除去する作用が強力なβ－カロテンは、動脈硬化をはじめ、多くの病気の予防、改善に役立つ。

私が1979年に勉強に赴いたスイスのB・ベンナー病院は、1897年に設立されて以来、ヨーロッパはおろか全世界から集まってくるガンをはじめとする難病、奇病を、食事療法を中心とする自然療法で治すので有名であった。

そこでは、毎朝、必ずニンジン2本とリンゴ1個をジューサー（ミキサーではない！）にかけて作る生ジュースをコップ2杯、全患者に飲ませることで、甚大な効果をあげていた。当時の院長L・ブラシュ医師に「ニンジンの何が効くのですか」と尋ねたところ、「人体に必要なビタミン約30種、ミネラル約100種をほとんど含んでいるから」との答えが返ってきた。

1982年には、アメリカの科学アカデミーが「ガンは税金のように免れられないものではない」とし、「ガンを予防するにはビタミンA・C・Eが必要だ。それを存分に含んでいるのが、ニンジンだ」という発表をしている。

「1日1個のリンゴは医者を遠ざける」というイギリスの諺があるが、やはり、ビタミン、ミネラルを豊富に含み、血中のコレステロールを下げるペクチン（食物繊維）、腸内の善玉菌を増やすオリゴ糖、活性酸素を除去するポリフェノールなどを豊富に含むリンゴとともに作るニンジン・リンゴジュースの効能は甚大なものがある。

「高血圧」が多かった青森県であったが、1日5個以上のリンゴを食べるリンゴ村の人々は、高血圧の罹患者が少なかったというのは前述したとおりだ。リンゴに豊富に含まれるカリウムが、ナトリウム（＝塩分）を尿とともに排泄してくれるから、という。

■ニンジン・リンゴジュースの作り方

ニンジン2本とリンゴ1個をよく洗い、皮ごとジューサにかければ完成。

③ゴボウ

相似の理論から、足・腰の力を強めて老化を防ぐ。

また、ゴボウは主に炭水化物（食物繊維）からなるが、その中のセルロースやリグニンは、腸のぜん動を刺激して、便通をよくし、腸内の善玉菌を育てる。

その結果、腸内にだぶついているコレステロール、中性脂肪、糖、塩分、発ガン物質……等々の余剰物を大便とともに排泄し、脂質異常症、糖尿病……などの予防、改善に役立つ。その結果、動脈硬化、高血圧の予防にもなる。さらに、含有成分のイヌリン（炭水化物）は、腎臓の働きを高めて排尿を促して余分な塩分を捨て、血圧を下げる。

「本朝食鑑《ほんちょうしょっかん》」（1697年に出版された食医学書）に「ゴボウは男性の強精剤である……」と書いてあるが、含有成分のアルギニンが精子・精液の原料となり、強精作用を発揮する。キンピラゴボウ、ゴボウを刻んで味噌汁の具にする、ゴボウをすりおろして、天ぷらにする……などして、存分に食べられるとよい。

④ヤマイモ

ヤマイモのように、土の中に垂直にもぐり込んでいく根菜は、ほかの根菜に比べても、格段に下肢・腰の力をつけ、老化を防ぐ、と漢方医学で考えられている。

また、ヤマイモには、ジアスターゼ、カタラーゼ、グルコシダーゼなどの消化酵素が豊富に含まれているので、「とろろ飯」「とろろそば」を食べすぎても、すぐに、胃がスッキリするものだ。ヤマイモのヌルヌル成分はムチンで、タンパク質の吸収をよくして、滋養強壮効果を発揮する。

老化を防ぐ漢方薬「八味地黄丸」の主成分がヤマイモであるが、中国の歴史ある食医学書「神農本草経《しんのうほんぞうきょう》」にも「（ヤマイモは）虚弱体質を補って早死にを防ぐ。胃腸の調子をよくし、暑さ寒さにも耐え、耳、目もよくなり、長寿を得られる」とあるごとく、ヤマイモ単品でも、不老長寿の妙薬となる。昼食は「とろろそば」にするとか、夕食もとろろ飯にする……などヤマイモを大いに利用されるとよい。

⑤タマネギ

タマネギは、「ユリ科　アリウム属」に分類される根菜である。また、あの独特の臭い成分＝硫化アリルが、血管を拡張して血液をサラサラにして、高血圧や心筋梗塞、脳梗塞を防ぐ。

タマネギの薄茶色の皮に多く含まれる「ケルセチン」（フラボノイド）は、抗酸化作用が強力で動脈硬化を防ぎ、また血管をしなやかにして、血圧を下げる作用がある。以下に紹介する食べ方を実践されるとよい。

■タマネギの生食

タマネギ半個を生のままみじん切りにして、かつお節をかけ、醤油やゴマ油、または、醤油味ドレッシングをかけて毎日食べる。また、サラダの材料にして多めに食べるとよい。

■タマネギのワイン漬け

くし形に切ったタマネギを1～2日間、赤ワインに漬けて食べたり、タマネギを漬け込んだ赤ワインをお湯割りにして飲む。

■タマネギの薄皮の煎じ液

タマネギの一番外側の赤茶色の薄皮約10gをコップ2杯の水で煎じ、半分くらいに煮つまったものを、1日数回、おちょこ1杯ずつくらい飲む。

⑥生姜

先ほど、ストレスに効果があると紹介した生姜だが、下半身にも効果がある。厳密には根菜ではないが、土の中に育つ塊茎《かいけい》はやはり、漢方の相似の理論からすると、それを食べる人の下肢、腰を強くして、老化を防ぐ効果があるのだ。

3000年の歴史を誇る漢方医学であるが、我々医師が日頃使う医療用漢方約200種のうちの7割（約140種）に生姜が生薬として配合されている。「生姜なしには漢方は成り立たない」といわれる所以である。

英語の辞書で「ginger」を引くと、

（名詞）生姜、意気、軒昂、元気、ぴりっとしたところ
（動詞）生姜で味つけする、活気づける、鼓舞する

とある。イギリス人も生姜の効能を知り尽くしていたのであろう。
薬理学が明らかにしている生姜の効能として、

・血管を拡張して血流をよくし体を温める
・強心利尿作用——心筋の力を強くして、腎血流を増し、排尿の量を多くする
・血液凝固を抑制して、血液をサラサラにする
・血液中のコレステロールを低下させる

などによって、血圧を下げる効能がある。ほかに、

・免疫力を高める——白血球の数と働きを増す
・抗菌、抗ウイルス、抗真菌——病原菌を殺菌し、食中毒、感染症を防ぐ
・抗ガン作用——ガン細胞のアポトーシスを促す
・発汗、解熱、去痰、鎮咳作用——風邪、気管支炎に効く
・鎮痛、消炎作用
・健胃、消化作用
・吐き気やめまいを防ぐ作用
・生殖機能を強くする作用
・脳の血流を促して「うつ」気分を解消する作用

等々、多岐にわたる。

私が、ここ20年提唱して、全国的に広がった「生姜紅茶」（熱い紅茶にすりおろし生姜と黒糖、またはハチミツを自分がうまい！　と思う量を入れて作る）を1日3杯以上飲まれるとよい。紅茶の強心利尿作用も加わって排尿量が多くなり、余分な塩分を捨ててくれる。血管を拡張して血流をよくして、血圧を下げ、血栓症（脳梗塞、心筋梗塞）の予防に

もなる。

また、すりおろし生姜を味噌汁、煮物、納豆、豆腐、うどん、そば……などに「うまい！」と思う量を加えて食べる生姜三昧の生活を送るのもおすすめ。

心身の健康を増し、ありとあらゆる病気の予防、改善に役立つはずだ。

（5）その他

①酢大豆――陽性（後述）の高血圧に効く

〈材料〉

大豆（適量）、水。

〈作り方〉

①鍋に水を入れて大豆をゆでる。

②大豆を取り出し、水をよく切って、広口ビンに入れ、ヒタヒタに酢を注ぐ。

〈用い方〉

③2～3日後から食べられる。

1日何粒でもよいが、20～30粒以上食べるとよい。

〈効能〉

酢は体を冷やす陰性食品、大豆は陽でも陰でもない間性食品なので、酢大豆は陰性食品と考えてよい。よって、陽性の高血圧に効く。

大豆には、リノール酸が含まれ、動脈硬化を防ぐ、という作用も降圧の一助になる。

②柿の葉茶――陽性（後述）の高血圧に効く

〈材料〉

5月から6月の柿の若葉（渋柿、甘柿どちらでも可）。

〈作り方〉

①摘み取った柿の葉を水洗いする。

②沸騰したお湯の中に約20秒漬けて冷ます。

③ザルに移して、水に漬けて冷ます。

④③の柿の葉を数日間陰干しし、十分に乾燥したら、缶に入れて保存する。

⑤急須に柿の葉を入れて、熱湯を注いで飲む。

〈用い方〉

お湯を4～5回注ぎ直しても味も成分も変わらない。

〈効能〉

柿は体を冷やす陰性食品なので、陽性の高血圧によく効く。

ビタミンCの含有量はレモンの10倍近くもあるので、高血圧、脳血管疾患の予防によい。

③コンブ水――陰性（後述）の高血圧に効く

〈材料〉

厚いコンブ（または、根コンブ）適量、水。

〈作り方〉

厚めのコンブを指で割って細かくし、コップ（約1合）に入れた水の中に一晩漬ける。

〈用い方〉

コンブから、溶け出してきた成分をいっぱい含む、ヌルヌルの水を毎日1杯飲む。

〈効能〉

コンブは、海面（陸の土）より下に育つ海藻なので、根菜類と同様の効果を持つと考えてよい。

つまり下半身を温め、強化して、〝見かけ上〟の高血圧（下肢が冷え、上半身に血が上るために高血圧になっている状態）を改善してくれる。

また、コンブに含まれるアルギン酸、ヨード、カルシウムなどが降圧的に働く。

●高血圧によく効く「食べ方」

「太っている人」にとって、最良の降圧療法が減量である。なぜなら、脂肪細胞の数量が多いと、その脂肪細胞を養うために、心臓はより強い力を入れて、全身に血液を送り出す必要があるから、太っている人は血圧が上昇してしまうのだ。

イタリアのパビア大学のロベルト・フォガリ博士らは、「血圧が140〜150／90〜99㎜Hgと高く、体重超過の成人210人に、5％の減量をするように」と指導した。その結果、全体の約半数が減量に成功したが、減量できた人の53％が、血圧を140／90㎜Hg以下に下げることができた、という。5％というのは、80kgの体重の人で4kg、60kgの体重の人で3kgにあたる。

つまり、ほんの少しの減量で血圧は下がるのである。

2008年4月1日にスタートした「メタボ健診」。40～74歳の中高年者が対象で、ヘソの高さの腹囲が男性の場合85cm以上、女性の場合は90cm以上で、その上、

・高血圧（130／85mmHg以上）
・中性脂肪＝150mg／dℓ以上
HDL（善玉）コレステロール＝40mg／dℓ未満
のうちどちらか、または両方
・血糖値＝110mg／dℓ以上

のうち、2つ以上該当する人が「メタボリック症候群」（以下メタボと略）となり、1つ該当しても「予備軍」とされる。

40～74歳の男性の2人に1人、女性の5人に1人がメタボか、その予備軍である、という。

「メタボ」の該当者は、将来、心臓発作（心筋梗塞）や脳卒中をはじめいろいろな生活習慣病を発症しやすく、医療費高騰の一大要因になるということで、国をあげて、その対策

に乗り出したというのが実情である。

「高血圧」を下げる最大の目的は、「脳卒中」や「心臓病」の予防である。その意味では、「メタボ」の第一の判断材料にされている「腹囲」は「肥満」の端的な指標であるし、将来の「心臓病」や「脳卒中」が起こるリスクを予測する指標になる。

スウェーデンで45歳から83歳までの男女約8万人を対象に、

・ウエストのサイズ
・ヒップ／ウエストの比
・身長／ウエストの比
・ＢＭＩ〈肥満指数＝体重（kg）÷身長（m）÷身長（m）〉

を測り、7年間追跡調査する、という研究が行われた。その間、１１００人が入院するか死亡したが、「ウエストのサイズが4インチ（約10㎝）増えるごとに心臓病発症のリスクが15％高くなる」ことがわかった、という。

アメリカの代表的な健康医学誌である「Prevention」に、スウェーデンの研究班による興味深い研究結果が発表されている。

それによると「（ウエストのサイズ）÷（身長）が『0・5』以上になると、脳卒中、心臓病、糖尿病による死亡率が2～4倍になる」のだそうだ。

●健康への近道は「食べすぎない」こと

こう見てくると、高血圧が引き起こす脳卒中と心臓病を防ぐには、適正な体重を保つことが必要であることがわかる。

P43の（図表4）に示したように、BMI〈肥満指数＝体重（kg）÷身長（m）÷身長（m）〉を、男性の場合は27・7未満、女性の場合は26・1未満に保つ必要がある。

それには「食べすぎない」ことだ。日本人をはじめ現代文明人は、その肉体労働や筋肉運動で消費するカロリーに対して、摂取するカロリーが多すぎるから太るのである。

1日3食食べて、肉体労働や筋肉運動を十分にやり、健康診断で、まったく異常のない人は、それまでどおりの食習慣でよいだろう。しかし、人間ドックや健康診断を受ける日本人で、「異常なし」の人は約7％しかいない、という。

日本には、昔から「腹八分に病なし、腹十二分に医者足らず」という格言があるし、6000年前のエジプトのピラミッドの碑文に、英訳すると、

Man lives on a quarter of what he eats,
The other three quarters lives on his doctor.

というのがあるという。

「人は食べる量の4分の1で生きている。残りの4分の3は医者が食べている」。なんともアイロニカルに、病気の原因の本質を言い当てている名文である。

当時のエジプトの貴族たちの挨拶は「吐きますか」「汗をかきますか」だったという。毎晩の宴会で過食し、しかも、ほとんど体を動かさない習慣が病気を作ることを知っていたわけだ。

この古代エジプトをはじめ、古代ローマ、古代ギリシャの国々は、文明が頂点を極めた時、黒死病（ペスト）や痘瘡《とうそう》、麻疹《はしか》……などの疫病が流行し、衰退していったという。周りの国々と戦争し、粗食に耐えながら築きあげられた文明にどっぷり漬かると、怠惰で動かなくな

り、しかも美食を貪《むさぼ》ることで、病気が発生し、国家・文明は滅んでいくという。

前述したように、約40年前は医師の数が約13万人、今やその数30万人を超え、医学も長足の進歩を遂げ、毎年40兆円もの医療費を使いながらも、病気、病人の数が減らないどころか、増加の一途を辿っている日本。その大きな原因は、「食べすぎ」にあると言ってよい。

医者足らずの「腹十二分」から「四分」を引くだけで、たちまち「病なし」になれるのだから、肥満、高血圧その他の病気で悩んでいる人は、「1食」抜いてみるとよい。

●高血圧にも「半断食」がオススメ

仕事の都合や自分の体調を鑑みて抜く1食は、朝食、昼食、夕食のどれでもかまわない。

しかし、人体の生理に一番合っているのは「朝食抜き」である。

朝は、吐く息がくさい、鼻糞や目糞がたまっている、尿の色が濃い……等々、排泄現象が旺盛な時間帯である。

なぜなら、夜間就寝中は、食物を口にしない、つまり「断食」状態であるから、排泄が旺盛になるのである。朝は、漢方医学で言う「万病一元、血液の汚れから生ず」の血液の汚れを、尿や吐く息、目糞、鼻糞……などで体外に排泄し、血液をキレイにしている時間帯なのである。

その状態の朝に、固形物を食べて胃腸が動き出すと、「吸収は排泄を阻害する」という人体の生理が働き、排泄現象が低下して血液が汚れ、高血圧をはじめいろいろな病気を発症させる素地を作ることになる。

朝から食欲のない人は、「まったく食べない」か「お茶や水の摂取」くらいでよい。

ただし、空腹を感じる人は「紅茶にハチミツか黒糖」を入れて飲むとよい。

なぜなら、「空腹」とは「お腹＝胃腸が空になるから起こる」のではなく、血糖が下がった時に脳の空腹中枢が感得する感覚であるからだ。

ハチミツや黒糖で、糖分を補うと血糖が上昇して空腹感がなくなる。しかも、体を構成する60兆個の細胞の活動源は、ほぼ100%糖分なのだから、午前中の活動は十分行える。

この紅茶に、自分自身が「うまい！」と思う量のすりおろし生姜（または、生姜粉末）を加えると、P122とP131に示したような生姜の恩恵を受けることができる。

また、高血圧、糖尿病、痛風、肝臓病、ガンの術後……など慢性病を抱えている人は、P128で紹介した「ニンジン・リンゴジュース」をコップ2～3杯飲むとさらによい。

朝を「食べない」か「生姜紅茶やニンジン・リンゴジュース」にすると、昼食は前日の夕食から、16〜18時間の「ミニ断食（半断食）」をしたあとの第1食目（補食という）にあたるので、消化がよくて胃腸にあまり負担にならないものがよい。

それには、そばが一番だ。そばは8種類の必須アミノ酸やビタミン約30種、ミネラル約100種類を含む「完全栄養食」だ。それに加えて、そばに含まれるミネラルの「バナジウム」は血糖や脂肪を下げてくれる。また、ビタミンPは血管を強くして、動脈硬化を防ぐ。そこに、血管を拡張して血流をよくしてくれる成分を含むネギや七味唐辛子を存分にかけて食べるとさらによい。

そばに飽きたり、そば嫌いの人は、具だくさんのうどんにネギと七味を振りかけたり、ピザやニンニクを含むペペロンチーノ、魚介類入りのパスタなどにタバスコ（血管を拡張するカプサイシンを含む）をふんだんにかけて食べるとよい。

こうして朝食、昼食を軽くすませると、夕食は、アルコールを含めて、何を食べてもよい、というのがこの20年間私が提唱してきた「石原式基本食」である。

もちろん、高血圧の人はＰ１０８〜Ｐ１３７で示した「血圧を下げる食べ物」を多く副食物に取り入れるとさらによい。

●血圧を下げる「石原式基本食」

では、ここまでのまとめとして、私が提唱している「石原式基本食」をご紹介しよう。高血圧で悩んでいる方は、ぜひ試してみてほしい。

・朝食

「食べない」または、
「お茶」または、
「生姜紅茶1～2杯」または、
「ニンジン・リンゴジュース2杯」または、
「生姜紅茶1～2杯＋ニンジン・リンゴジュース1～2杯」

・昼食

「そば（ザル、とろろ）＋ネギ＋七味唐辛子」または、
「うどん（具だくさん）＋ネギ＋七味唐辛子」または、
「パスタ（ペペロンチーノ、魚介）＋タバスコ」または、
「ピザ＋タバスコ」

・夕食
アルコールを含めて、何を食べても可

※途中、空腹を感じたら、チョコレート、黒糖、ハチミツ、黒糖（またはハチミツ）入りの（生姜）紅茶……などで糖分を補うと空腹感がなくなる

●石原式基本食の驚きの効果

では、論より証拠、実際に「石原式基本食」を試された方たちの反応や変化をご覧いただこう。効果の高さを実感してもらえるはずだ。

症例(1)【お手紙】医師の主人の高血圧が3ヶ月のニンジン・リンゴジュース愛飲で正常に

石原先生

紫陽花の美しい季節となりました。

サナトリウム滞在中はお世話になりありがとうございました。

憧れの石原先生の素晴らしい講演を聴くことができ、診察を受けられ、お話でき、本当に幸せな時間を過ごさせていただきました。心からお礼申し上げます。

主人は医師で私は薬剤師です。私は調剤薬局に週3日ほど勤務しておりますが、日々服薬指導しながら、いろいろ矛盾を感じます。

血圧、糖尿、アトピー、抗ガン剤などなど、どのお薬をとっても治るわけではなく、症状を抑えるだけのお薬で、原因が治るわけではないため、お薬がどんどん増えてしまう現状。

また、そのお薬を本当に自分のためだと信じ一生懸命服薬されている患者さん。

そんな時、石原先生の著書に出会い、今まで悩んでいたことの回答を得たような気がし、早速主人と私と私の母と3人、ニンジン・リンゴジュースの人体実験を開始しました。

血圧の高かった母と主人は3ヶ月で正常値となり、降圧薬は今では服用しておりません。

本当にありがとうございました。これからは周囲の人にニンジン・リンゴジュースを広めてゆきたいと考えております。また、近いうちにサナトリウムにまたお世話になるかと思いますが其の時もまたよろしくお願い致します。

では遅くなりましたが、とりあえずお礼まで。

追伸　お世話になりました奥様、スタッフの方々にも心よりお礼申し上げます。ありがとうございました。

I・I子

症例(2) 心不全、高血圧、糖尿病、脂質異常症が治って、体重も18kg減！

Aさん(46歳・男性)は、163cm、90kgの肥満が30代半ばから続いており、会社の健診では、いつも「減量しないと、いろいろな生活習慣病にかかるので危険だ」と産業医から注意を受けていた。

しかし、生来、運動は嫌いで、アルコールは大好き、肉、卵、ハムなどは毎日食べる……という生活を続けていたところ、40歳になった年のある日、就寝中に突然、胸痛がして、息苦しくなり、呼吸困難が出現したので、救急車で病院に運ばれたという。

翌日から検査が始まり、結局は、

①心不全により胸水が貯留《ちょりゅう》している、その原因は拡張型心筋症である
②空腹時血糖（正常値＝110mg／dℓ未満）が270mg／dℓと、高度の糖尿病
③血圧（正常値＝上140㎜Hg、下90㎜Hg以下）が180／110㎜Hgと高血圧
④中性脂肪（正常値＝150mg／dℓ未満）が470mg／dℓと脂質異常症

という診断が下り、2ヶ月の入院を余儀なくされた。

退院後も、利尿剤を2種類と降圧剤2種類を服用し、一応、高血圧と心不全のコントロールはまずまずなされているものの、糖尿病と脂質異常症がまったく改善しなかった。

2004（平成16）年9月に、私のクリニックを受診されたので、朝はニンジン・リンゴジュース1～2杯＋生姜紅茶1～2杯。昼はとろろそば（ヤマイモは抗血糖作用がある）、夕食は和食を中心にアルコールを含めて何でも可、という「石原式基本食」をおすすめした。

すると4ヶ月後の2005年1月には、体重が18kg減って72kgに、中性脂肪は470mg／dℓが、138mg／dℓに、空腹時血糖270mg／dℓが、126mg／dℓにと見事に改善。血圧も140／90㎜Hgと正常になり、心臓の働きを表すBNPの値が低下し、心不全も

改善された。

症例(3)腎炎、高血圧、尿の出がよくなり、むくみが解消

Cさん(55歳・女性)は、ここ数年、尿の出が悪くタンパク尿も出現し、下肢やまぶたがむくみ、全身倦怠感《けんたいかん》が強く、「慢性腎炎」との診断で病院に通っていたが、なかなか改善しない。156㎝、62kgの肥満体も1つの原因であろうと思い、健康雑誌に載っていた、「朝食を抜いて、生姜紅茶を飲む」ダイエットを試みた。

・朝…生姜紅茶(黒砂糖入り)を湯のみ2~3杯
・昼…とろろそば
・夕…和食中心に何でも

という食事にし、昼間に空腹や口渇を感じたら、生姜紅茶を飲むことにした。

すると、まず、尿の出がよくなり、それまで多かった寝汗や昼間の発汗が少なくなり、

まぶたや下肢のむくみもなくなってきた。

6ヶ月後には、体重が54kgとかなり減少、むくみによる水ぶくれが解消したことが、体重減少の大きな要因と思われた。

それとともに、300mg/dℓ(正常値=150mg/dℓ以下)だった中性脂肪が159mg/dℓと低下、血圧も152/96㎜Hgから138/88㎜Hgと正常化、そして何よりもタンパク尿マイナスになり、「腎炎」の所見がなくなったという。

やせることにより、解毒臓器である腎臓の負担が減ったこと、また漢方の腎臓病の薬である八味地黄丸の主成分である山薬(=ヤマイモ)をとろろそばとして毎日食べられたことも、腎炎を改善するのに役立ったと思われる。

それまでは朝がつらく、1日中だらっとして気力体力がなかった生活だったが、体重が減少しタンパク尿が出なくなってからは、元気が出てきて積極的に毎日の活動や家事ができるようになった、という。

とくに、朝、生姜紅茶を飲むと、ほんの数分で気力が出、生姜の効能とありがたさを、身にしみて悟られたとのこと。

症例（4）【お手紙】「食べない健康法」で高血圧も改善

拝啓

小生八十四歳になりまして

色々年金をいただいてどうやって人生を生きていこうと考えている時

石原結實先生の「食べない健康法」を読みました。

感げきしました。

小生は血圧が高くなやんでいましたが

先生様の本を読んで実行して現在全然心配なく生きて居ります。この度は大変お世話になりました。

感謝の日々を暮らして居ります。お礼の意味でコーヒー、茶を送らせていただきました。

敬具

※著者注
朝食＝ニンジン・リンゴジュース1杯、 生姜紅茶1杯
昼食＝とろろそば
夕食＝和食中心に好物を何でも食べる
という石原式基本食を実行されました。

5章　高血圧がよくなる生活習慣

●「気持ちのいい」毎日が血圧を下げる

心臓、血管、胃腸、肺、肝臓、内分泌臓器……などの内臓の諸器官は、我々の意思とは関係なく、自律神経の働きにより調節されている。

その自律神経は、交感神経と副交感神経で成り立っている。

・交感神経…脊髄の胸部側角《そくかく》に中枢があり、皮膚、血管、内臓に分布する
・副交感神経…脳神経の一部に含まれており、脳から末梢の諸器官に分布する

交感神経は「昼の、緊張の、活動の、戦いの」神経と言われ、副交感神経は「夜の、リラックスの、休息の」神経と言われる。

あたかも馬の手綱のごとく、お互いに拮抗《きっこう》、または協調して、前述の器官、臓器をコントロールしている。

（図表25）自律神経の働き

		交感神経（昼の、緊張の）	副交感神経（夜の、リラックスの）
産熱量		促進	減少
心臓		促進	抑制
脈拍		増加	減少
血圧		上昇	下降
気管支		弛緩	収縮
胃		運動抑制	運動促進
小腸		運動抑制	運動促進
大腸		運動抑制	運動促進
子宮		収縮	弛緩
血管		収縮	弛緩
汗腺		冷や汗	普通の汗（運動、入浴時）
白血球	顆粒球	増加	減少
白血球	リンパ球	減少（免疫力低下）	増加（免疫力促進）

（図表25）から見て取れるように「活動時」には交感神経が優位に働く。

逆に、リラックスしている時は、副交感神経が優位に働いて、飲食物を胃腸で消化・吸収したり、排便や排尿などの排泄現象が活発になる。また、リンパ球が増加して、免疫力も旺盛になる。

運動やストレス、イライラや緊張などで交感神経の働きが強くなると、脈拍や血圧は増加、上昇する。こういう時は、胃腸の働きが低下するので、食欲はなくなるし、排便も悪くなり、便秘がちになる。旅先で便秘になる人が少なくないのも、緊張で交感神経の働きが強くなるためだ。

親しい友人や家族と談笑しながらの食事や、ぬるめの湯につかったあとや好きな趣味を楽しんだあとの食事は、とても美味しく、たくさん食べられるものだ。こうした時は、副交感神経が優位に働いているからである。

外出先でガマンしていた大小便を、家が近くなるとこらえ切れなくなったりするのは、「家に近づいた」という安心感が副交感神経を働かせて排泄作用が促されるからである。

こう見てくると、「血圧を下げる生活習慣」は、笑う、趣味に打ち込む、ゆっくり歩く、ゆったりと入浴する、カラオケで歌う、好きなものを楽しく、ゆっくり食べる……等々、「気分のよいこと」をして、副交感神経を優位に働かせてやるとよい、ということになる。

ただ、急にストレスがかかり、交感神経が緊張して脈拍が速くなり、血圧が上昇したような時には、今述べたような方法は、すぐには行えない。そんな時は、どうするか。息をゆっくり吐くことを続ければよいのである。

「生きる」は「息る」から来ており、息をすることは、「生きること」つまり「生命」にとって、何よりも大切な行為なのである。

●血圧を下げる5つの生活習慣

(1) 息を6〜7秒で吐いて、3〜4秒で吸う

4秒前後で行われる呼吸(息)には、生命の本質が隠されている。「息を吸う」時には、交感神経が優位に働き、「息を吐く」時には、副交感神経が優位に働くのである。

つまり、息を吸う時には、脈拍は速くなり、血圧は上昇する。逆に息を吐く時には、脈はゆっくりとなり、血圧は下がる。よって、緊張したり、ストレスがかかって、脈が速くなり、血圧が上昇したりする時、「深呼吸をしなさい」というのは間違いである。息を思い切って吸い込むと、交感神経が働き、脈拍は速くなり、血圧も上昇するからだ。そういう時は「深呼気(深く息を吐く)」をしないといけない。

インドの哲学・医学のアーユルヴェーダやヨガなどの「呼吸法」の指導では、「6〜7

秒で息を吐き、3～4秒で息を吸う」ように指導されている。そうすることで、副交感神経が優位に働き、心身がリラックスし、心の安寧《あんねい》も得られる。この呼吸法を続けることで、白血球のリンパ球の働きも活性化して免疫力がアップし、いろいろな病気の予防や改善にも役立つ。

高血圧の人は「息を6～7秒で吐く」という呼吸法を、1日に何回も繰り返されるとよい。

(2) 笑う、カラオケで歌う、音楽を聴く

笑ったり、カラオケで歌ったりする時は、息を吐いているのだから、副交感神経が働いており、血圧は下がる。

しかも、「気分がよい」ので、脳からは快感ホルモンのβ－エンドルフィンの分泌もよくなり、さらに副交感神経の働きがよくなる。

笑うと「血糖値が下がる」という研究があるのも、副交感神経の働きがよくなって、インスリンの分泌現象が高まるからである。

笑ったり、カラオケを歌ったりすることで免疫力が上がるとされている理由も、副交感

（図表26）湯温と血圧

	熱い湯（42℃以上）	ぬるい湯（38～41℃）
自律神経	交感神経が働く	副交感神経が働く
血圧	急に上昇する	不変か、ゆっくり低下する
脈拍	速くなる	ゆるやかになる
胃腸の働き	低下する（胃液の分泌減少）	活発になる（胃液の分泌促進）
気持ち	緊張する	ゆったりする
入浴時間	10分以内	20～30分
適応症	胃潰瘍、胃酸過多、食欲の抑制、寝起きの悪い人の朝風呂に	高血圧、バセドウ病、不眠症、ストレスの多い人、胃腸虚弱、食欲不振

神経の働きがよくなり、リンパ球が活性化するからだ。

好きな音楽を聴くことで、血圧を下げたり、病気を治したりする……という「音楽療法」や、インコやリス、犬、猫……などの小動物を飼育することで病気を治すという「ペット療法」が近年注目されているのも納得であろう。

（3）ゆったり入浴する

38～41℃の風呂は「ぬるい」と感じ、42℃以上になると「熱い」と感じるものだ。「熱い湯」は交感神経を刺激し、「ぬるめの湯」は、副交感神経を刺激するので、自分の体調や症状に応じて、使い分けるとよい。よって、高血圧の人は、「ぬるめの湯にゆったりとつかる」ことが肝要だ。

（4）サウナ

塩分の摂取過剰と、血管の収縮（寒いと血圧が上昇する原因）は高血圧の原因とされている。サウナ浴をすると、90〜100℃もあるサウナ室内の温熱の効果により、血管が拡張し、ものすごい量の汗が出て、体内の余分な水分と塩分を体外に排泄してくれる。つまり、高血圧の要因を取り除いてくれるのだから、高血圧の人はサウナは禁忌というのは、理屈に合わない。

ただし、体が温まると代謝が上がり、心拍出量が通常の50〜100％増加するので、一時的に血圧が上昇する人もいる。

よって、サウナ浴の時間を「何分」と決めないで、暑いのが不快になったら、外に出て水浴をする、というのを繰り返すとよい。

鹿児島大学病院では、鹿児島大学倫理委員会の承認のもと、2000年4月から、なんと心不全の患者にサウナ療法を施している。

同大学病院心臓血管内科の鄭忠和《ていちゅうわ》教授（当時）は「サウナは心不全の症状を大きく改善し、同時にリラクゼーション効果をもたらす確実な治療法だ」と述べておられる。また、同教授は「サウナが優れている点は、湯船への入浴と違って、体にかかる水圧の負担がなく、温熱だけの効果が得られるところ」とも指摘されていた。

やり方としては、60℃の低温サウナ室内に横になり、15分を限度にして温まる、という方法で、それにより深部体温が1℃上昇するという。1日1回で週3回というのがオーソドックスな治療法とのことだ。

かといって「心不全」をはじめ、心臓病の方が自分勝手にサウナ療法を始めると不測の事態が生じる恐れがあるので、やはり、主治医の指導に従うべきだ。

心不全に対するサウナ（温熱）療法の効果のメカニズムとして、温熱により末梢血管の内皮機能が促進する点も挙げられている。

（5）足浴、手浴

43℃くらいのやや熱めのお湯を洗面器に入れて自然塩をひとつまみ加え、くるぶしから下（足浴）や手首から先（手浴）を10～15分、湯の中につける方法を言う（寒い時期には、湯温が冷たくなったら湯をつぎ足す）。

「足浴」は、腰から下の下肢（膝、足）を温めて、腰痛や膝痛、下肢痛を軽減してくれる。また、腎臓の血流をよくしてその働きを増し、排尿をよくしてむくみを取る。塩分も排泄されるので降圧効果がある。

「手浴」は、肘や肩に滞った血や気の流れをよくし、手指、腕、肘、肩、うなじなどの冷え、こり、痛みにもよく効く。

足も手も心臓から送られる血液の折り返し地点であるので、温めることで血液が温まって、血流もよくなり、全身が温まる。

ドイツのエッセン大学のアンドレアス・ミカルセン博士は、中程度の心不全なら、手浴と足浴で著効を呈する、と実験結果を発表している。

手浴と足浴は、腕や下肢の血管を拡張させて血行をよくし、心臓の負担を軽減させる、とのこと。

とくに、手浴→足浴の順で温冷浴をやると血流がよくなり、運動しているのと同じ効果がある。

運動を禁じられている心不全患者には、とても効果的とのことだ。

同博士らが、中程度の心不全患者15人に1日3回、温浴→冷浴を10分ずつ手と足に施したところ、6週間後には病状に著しい改善が見られた。

付録

体質から考える高血圧に効く漢方

●高血圧に効く漢方薬

西洋医学では、男性であれ、女性であれ、暑がりの人にも、冷え症の人にも、とにかく体質を選ばずに、「降圧利尿剤」「カルシウム拮抗剤」「心臓の力を弱めるβ－ブロック剤」……等々が、処方される。

しかし、漢方医学では、体力があり暑がり（陽性）の体質と、体力がなく冷え症（陰性）体質の人に、それぞれの体質に合わせて違った漢方薬が処方される。

よって、単に血圧を下げるという効果以上に、全体的な体調もよくしてくれる、という長所がある。もちろん、西洋医学の降圧剤のような強力な降圧作用はないが、それでも、時として、神効《しんこう》を発揮することもある。

●陽性体質と陰性体質

漢方医学には、森羅万象、宇宙に存在するものは、すべて、陽と陰に分け、それぞれが、

(図表27)【陰・陽】のすべての事象表

	陽(乾・熱)縮	間性	陰(冷・温)拡
宇宙	・太陽、夏、昼		・月、冬、夜
色	・赤、黒、橙、黄	・黄～薄茶	・青、白、緑、藍
体質	・男性、とくにハゲ頭 ・暑がり、血圧高め ・筋力あり、活発 ・便秘がち		・女性、男性でも白髪 ・冷え症、低血圧、下痢(または便秘) ・体力ない、朝弱く、よいっぱり
かかりやすい病気	・多血症(高血圧、心筋梗塞、脳梗塞) ・脂肪肝、肝炎 ・痛風 ・欧米型のガン(肺、大腸、すい臓、前立腺) ・糖尿病		・低血圧・下痢・肺炎 ・胃炎・胃ガン・乳ガン ・子宮体ガン・うつ病 ・自律神経失調症 ・リウマチ・むくみ ・心不全・膠原病・貧血 ・カゼ・結核・胃潰瘍 ・便秘・卵巣ガン ・潰瘍性大腸炎 ・精神病・アレルギー ・バセドウ病・腎臓病 ・白血病・虫歯
食物	・塩(天然塩)・梅干し ・たくあんなど漬け物 ・味噌・醤油・チーズ ・肉類・卵・魚介類・魚 ・日本酒・赤ワイン ・焼酎のお湯割り・ネギ ・タマネギ・ニラ・ニンニク ・生姜・根菜類・ゴボウ ・ニンジン・レンコン ・ヤマイモなど・アズキ ・黒豆・黒ゴマ・紅茶	・玄米 ・黒パン ・きび ・大豆 ・黒砂糖 ・ハチミツ ・カボチャ ・イチゴ ・リンゴ ・サクランボ ・ブドウ ・プルーン ・サツマイモ	・パン・牛乳・酢 ・植物油・バター ・精白砂糖・カレー ・化学薬・清涼飲料水 ・ビール・ウイスキー ・コーヒー・緑茶・菓子類 ・ケーキ・豆腐・トマト ・葉菜類(レタスなど) ・熱帯・温帯(南方)のくだもの ・バナナ・パイナップル ・マンゴー・カキ ・キュウリ・レモン・スイカ ・ウリなど

反発、協調、相補《あいおぎな》いながら、自然、生命が成り立っているとする「陰陽論」がある。

Ｐ69で陽性食物と陰性食物について述べたが、人間の体質も陽性と陰性に分けられる。(図表27）は、「陰」「陽」のすべての事象について簡潔に述べている。

食物の陰陽については、先に述べたように外観が「青・白・緑」の食物が陰性で、「赤・黒・橙」の食物が陽性であると言ってほぼ間違いない。

陰性でも、陽性でもない食物は「間性」といい、人類が主食にしてきた玄米、玄麦、トウモロコシ、そば、アワ……などが相当し、色が黄～薄茶色である。陽性体質の人でも陰性体質の人でも、いつでも口にしてよい食べ物だ。

女性や高齢者の高血圧や、男性でも長身で白髪の冷え症の人の高血圧に対しては、その体質を中庸にして、高血圧をはじめ様々な不調、病気を改善するためには、塩、味噌、醤油、メンタイコ、漬け物……などの陽性食物を食べる必要がある。

この点が、西洋医学の体質を無視した〝単純〟な食指導とは異なる、漢方医学が誇るべき指導法だ。

（図表28）陰性か陽性か自分の体質がすぐわかる！チェック表

		A	B	C
1	身長	中程度〜低い	中程度	長身
2	肉づき	固太り	どちらともいえない	柔らかい
3	姿勢	背筋まっすぐ	どちらともいえない	猫背
4	顔つき	丸顔	どちらともいえない	面長
5	髪の毛	薄い（ハゲ）	年齢相応	多い（年取ると白髪）
6	首	太くて短い	どちらともいえない	細くて長い
7	目	細くて一重瞼	二重で細いか一重で大きい	大きくて二重瞼
8	肌の色	赤〜褐色	白くも黒くもない	色白〜青白い
9	声	太くて張りがある	どちらともいえない	小さい、かすれる
10	話し方	早くて攻撃的	どちらともいえない	ゆっくりとして穏やか
11	行動	速くて力強い	どちらともいえない	ゆっくりとして弱々しい
12	性格	積極的、自信満々、楽天的、明るい	どちらともいえない	消極的、暗い、悲観的
13	体温	高め	36.5度前後	低め
14	脈拍	強い	中程度	弱い
15	血圧	高め	正常範囲内	低め
16	食欲	大いにある	ふつう	あまりない
17	大便	太くて硬い	ふつう	軟便か細くて便秘気味
18	尿	濃い	黄色	薄くて透明に近い
19	尿の回数	5〜6回／日	7回前後	8回以上か4回以下

↑A、B、Cから自分に当てはまるものをチェックしてください。
A＝＋1点、B＝0点、C＝－1点として計算します。

［＋11点以上→強い陽性体質　＋10〜＋4点→陽性体質
＋3〜－3点→間性（ちょうどよい）　－4〜－10点→陰性体質
－11点以下→強い陰性体質］

(図表29) 年齢とともに腹筋や下半身の筋肉が早く衰える

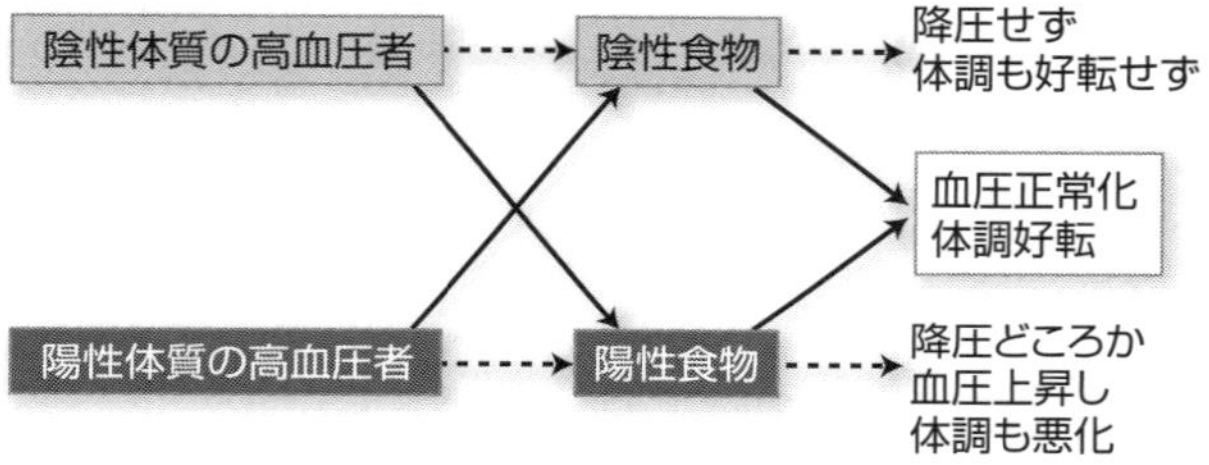

早朝高血圧や夜に血圧が高くなる人も陰性体質の人と考えてよい。

よって、(図表29)のような食事の摂り方をすると、体調、血圧ともに改善する。ただ、人間は30億年の生命の歴史の頂点にいるのだから、その間、経験したことが体内の遺伝子に刻み込まれている。よって、本能的に「うまい」「食べたいと思う」ものが体にとって必要なものであり、健康にも、高血圧治療にも適した食物と考えてよい。

よって、冷え症(陰性体質)の高血圧の人は、塩、味噌、醤油、日本酒の熱燗……など陽性食物を好んで食べるし、暑がり(陽性体質)の高血圧の人は酢、牛乳、ビール、ウイスキーのオンザロック、生野菜、果物……など、体を冷やす陰性の食物が好きなのである。

●老いて「白ちゃん」にならないために

人間は、血液中の赤血球が多く、しかも体熱が高い「陽性の赤ちゃん」で生まれ、だんだん年を取ってくると白髪や皮膚の白斑《はくはん》が生じ、白内障を患う……というように「陰性の白ちゃん」になっていく。

「白」は雪の色が白いように「冷える色」だ。宇宙の物体は冷やすと、固くなる。水を冷やすと氷、食物を冷凍庫に入れるとコチコチになるように。

人間も同じで、赤ちゃんの肌は柔らかく、若い人の立ち居振る舞いは、柔軟性がある。しかし、年を取って、「白ちゃん」になってくると、肌はカサカサと硬くなり、四肢の関節や体の動き自体が硬くなる。

硬くなるのは、体の外面だけでなく、内側にも及び、動脈硬化、心筋梗塞・脳梗塞（こうした血栓症の血栓も血液の塊である）が起こりやすくなり、また、ガン（癌＝疒の中身は〝岩〟の意）のような硬い腫瘍も発生しやすくなる。

よって、下肢が細くなり、白髪、白斑、白内障が生じる頃に高血圧が起こってくることを考えると、高齢になるほど、高血圧患者は、陽性の食物を摂る必要があるし、漢方薬も陰性体質の高血圧に使う「釣藤散《ちょうとうさん》」「七物降下湯《しちもつこうかとう》」「八味地黄丸」……などが適している、と言えるようだ。

もちろん、50代より若く、「ずんぐり、むっくり、赤ら顔」と表現される陽性体質の人の高血圧には「防風通聖散《ぼうふうつうしょうさん》」「大柴胡湯《だいさいことう》」「三黄瀉心湯《さんおうしゃしんとう》」「黄連解毒湯《おうれんげどくとう》」……などがよく効く。

●陽性体質の高血圧に効果を発揮する漢方薬

陽性体質に用いられる漢方薬は、防風通聖散、大柴胡湯、三黄瀉心湯、黄連解毒湯、柴胡加竜骨牡蛎湯《さいかりゅうこつぼれいとう》などである。陽性の高血圧は体力があり、体の各臓器の力、エネルギーもあり余っているので、こうした漢方薬によって体内から過剰な栄養分や老廃物や熱を排泄させ、そうした力を少し削いであげないと「エンジンのボイラーが爆発する」というタイプで、正真正銘の本来の高血圧である。

体内や血管内には、脂肪、コレステロール、尿酸などの栄養分、老廃物が溢れ、ナトリウム（塩分）や水分もだぶついている。

その結果、動脈硬化が存在し、循環血液量や心拍出量も増大して、収縮期血圧（上）、拡張期血圧（下）ともに上昇しているという状態である。

（1）防風通聖散

〈成分〉

オウゴン（黄芩）	ケイガイ（荊芥）	ボウフウ（防風）
カンゾウ（甘草）	サンシシ（山梔子）	マオウ（麻黄）
キキョウ（桔梗）	シャクヤク（芍薬）	レンギョウ（連翹）
セッコウ（石膏）	センキュウ（川芎）	ショウキョウ（生姜）
ビャクジュツ（白朮）	トウキ（当帰）	カッセキ（滑石）
ダイオウ（大黄）	ハッカ（薄荷）	無水ボウショウ（芒硝）

防風通聖散は、肥満、とくに腹部脂肪が多い太鼓腹《たいこばら》で、便秘傾向と尿量減少の傾向を持つ人の高血圧、動脈硬化、脳溢出《のういっしゅつ》、むくみに効果がある。

成分は右記のごとく18種類の生薬でできているが、主作用は、発汗、排尿、便通を促進し、体内の余剰物（コレステロール、脂肪）、老廃物（尿酸など）、塩分、水分を体外に排泄し、体重を減らすことにより、高血圧症、動脈硬化を改善する。

この成分のうち、大黄《だいおう》と硫酸ナトリウムは緩下作用を有し、大便として老廃物を捨てる。白朮《びゃくじゅつ》、滑石《かっせき》は利尿を促し、余分な水分と塩分を排泄する。

（2）大柴胡湯

〈成分〉

サイコ（柴胡）
ハンゲ（半夏）
オウゴン（黄芩）
シャクヤク（芍薬）
タイソウ（大棗）
キジツ（枳実）
ショウキョウ（生姜）
ダイオウ（大黄）

防風通聖散と同様、陽性体質の人に用いられるが、右季肋部《みぎきろくぶ》（肝臓部）の圧迫感があり、みぞおちも硬く張っているという特徴を持つ人に使われる。

便秘や肩こり、耳鳴りなど、血行不順の症状を伴うことが多い。

右上腹部の苦満感、圧迫感は、肝機能が低下していたり、体内に栄養過剰状態があることを表す。

耳鳴り、肩こりなどは、コレステロールや脂肪など、栄養過剰物の血管内壁への沈着→動脈硬化の結果として起こる循環障害と考えられる。

成分は8種類の生薬でできているが、大黄、枳実《きじつ》が緩下作用を示し、柴胡《さいこ》、黄芩《おうごん》が消炎、解熱作用を発揮し、陽性過剰よりくる発熱、エネルギー過剰に対して鎮静的に働く。

高血圧、動脈硬化に効果があるが、胆石、肝機能障害を併せ持つ人によく効く。

（3）三黄瀉心湯

三黄瀉心湯は大黄、黄芩、黄連の３つの成分より成る。

大黄が老廃物を大便で捨てる緩下作用を有し、黄連、黄芩が、上半身の充血を取り去る。

この薬を用いる目標として防風通聖散や大柴胡湯を用いるほど、肥満して、体内に余剰物や老廃物を貯めてはいないが、十分に体力があり、上半身に血が上昇して、のぼせの症状や、気分のイライラを伴う、赤ら顔の脳卒中体質者に使われる。

つまり、「頭寒足熱」が、健康の基本であるのに、下半身は冷える傾向にあり、「頭熱足寒」になっているタイプの高血圧症に用いられる。

「頭熱足寒」のために、血行不順を来し、その結果、血液の成分の変化も表れて、鼻血、吐血、下血などの出血傾向が出現したりする。

三黄瀉心湯はこういう体質と症状を持つ人の高血圧、動脈硬化、不眠症、脳溢血、鼻出血、吐血、下血などに効果がある。

〈成分〉

ダイオウ（大黄）
オウゴン（黄芩）
オウレン（黄連）

（４）黄連解毒湯

〈成分〉

オウレン（黄連）
オウバク（黄柏）
オウゴン（黄芩）
サンシシ（山梔子）

下記の通り、４つの成分より成る。

黄連、黄芩は上半身の充血・炎症を抑え、黄柏《おうばく》、山梔子《さんしし》は、利尿作用と消炎作用を有する。

三黄瀉心湯とほぼ同様の作用を示すが、三黄瀉心湯を使う人よりやや体力は劣っていてもよいし、便秘もないことが多い。

「頭熱足寒」の状態を改善し、その結果、血行をよくし、血液成分の異常を正して、鼻血や女性の「血の道症」（女性ホルモンの変動で生じる症状）を治癒する。

つまり、比較的体力があり、のぼせ気味でイライラする人の高血圧、脳溢血、吐血、下血に効果がある。

（5）柴胡加竜骨牡蛎湯

〈成分〉

サイコ（柴胡）	タイソウ（大棗）
ハンゲ（半夏）	ニンジン（人参）
ケイヒ（桂皮）	ボレイ（牡蠣）
ブクリョウ（茯苓）	リュウコツ（竜骨）
オウゴン（黄芩）	ショウキョウ（生姜）

下記の通り、10の成分より成るが、主薬は竜骨《りゅうこつ》（化石化した哺乳類の骨）と牡蛎《ぼれい》（カキガラ）で、この両者には、最も優秀なカルシウムが多量に含まれる。

つまり、精神を安定させ、筋肉や血管の緊張をゆるめて、降圧効果を発揮する。

よってこの薬は、見かけに似合わず繊細で、精神不安があり、物音などにも驚きやすく、不眠を伴う高血圧や動脈硬化、心臓病に奏功する。

●陰性体質の高血圧に効果を発揮する漢方薬

（1）釣藤散

〈成分〉

セッコウ（石膏）	ボウフウ（防風）
チンピ（陳皮）	カンゾウ（甘草）
バクモンドウ（麦門冬）	ショウキョウ（生姜）
ハンゲ（半夏）	チョウトウコウ（釣藤鈎）
ブクリョウ（茯苓）	キッカ（菊花）
ニンジン（人参）	

「体力が中等度からやや低下（陰性体質）した中年の人の高血圧で、朝方、起床時に頭痛、肩こり、めまい、耳鳴り、のぼせ……等を訴える場合」に用いられる。

今まで説明してきた、「陰性の高血圧」にぴったりの処方ということが、おわかりいただけるだろう。

朝鮮ニンジンや生姜など、体を温め、体力をつけ、ふつうは高血圧に禁忌とされる生薬が配合されているところにも、この薬が陰性の見かけ上の高血圧に効くことが推測できる。

この薬は、脳動脈硬化を予防・改善する作用があり、ボケや脳卒中の予防薬にもなる。

朝鮮ニンジンは血圧を上げるから、高血圧症の人は用いてはならない、というのが一般常識だ。

しかし、陽性の高血圧にはもちろん禁忌だが、下半身が冷えるタイプの高血圧には、下半身を温めて、血を降ろし、高血圧を改善してくれるので、むしろ積極的に用いるべきである。

（2）七物降下湯

〈成分〉

シャクヤク（芍薬）	センキュウ（川芎）
トウキ（当帰）	オウバク（黄柏）
オウギ（黄耆）	チョウトウコウ（釣藤鈎）
ジオウ（地黄）	

「体質が虚弱で、全身倦怠感、下半身の冷え、頻尿を伴う、とくに拡張期高血圧」に使用される。

配合生薬も、当帰《とうき》、黄耆《おうぎ》、地黄《じおう》、川芎《せんきゅう》など、体を温め、体力をつける陽性の生薬が主体であることからも、陰性の高血圧の薬といえる。

この薬のような降圧剤は西洋医学には皆無だし、「体の冷え」や「体力低下」から高血圧が起こるという考え方も、西洋医学には存在しない。

（3）加味逍遙散《かみしょうようさん》

〈成分〉

サイコ（柴胡）	サンシシ（山梔子）
シャクヤク（芍薬）	ボタンピ（牡丹皮）
ソウジュツ（蒼朮）	カンゾウ（甘草）
トウキ（当帰）	ショウキョウ（生姜）
ブクリョウ（茯苓）	ハッカ（薄荷）

「体質虚弱な婦人で、疲れやすく、精神不安、不眠、イライラなどの精神症状を伴い、下肢は冷えているのに、発作的に上半身の灼熱感《しゃくねつかん》と発汗が起こる人で、更年期障害が存在し、その1つの症状として高血圧がある場合」に用いられる。

このタイプこそ「冷え・のぼせ」（ホット・フラッシュ＝更年期に起こる症状）の典型で、「若い頃は低血圧であったのに、ある時から急に高血圧になった」というような人が多い。

配合生薬もほとんど体を温め、栄養を補う陽性薬である。

（4）八味地黄丸

〈成分〉

ジオウ（地黄）	ブクリョウ（茯苓）
サンシュユ（山茱萸）	ボタンピ（牡丹皮）
サンヤク（山薬）	ケイヒ（桂皮）
タクシャ（沢瀉）	修治ブシ末（附子）

8つの生薬のうち、5つが、根の生薬でできている。「下肢、腰の痛み、冷え、むくみ、インポテンツ、頻尿、眼の疲れなど、明らかに老化現象と並行して血圧も上昇してきた」というタイプに用いられる。

いわゆる足腰の弱った老人の高血圧によく使われる。

（5）真武湯《しんぶとう》

〈成分〉

ブクリョウ（茯苓）	ショウキョウ（生姜）
シャクヤク（芍薬）	修治ブシ末（附子）
ソウジュツ（蒼朮）	

「手足や体の冷えがひどく、下痢、腹痛、めまい、動悸などがあり体力の低下が明らかな

のに、血圧が高い」という人に用いられる。

このように極陰の体質の高血圧患者に、化学的な降圧剤を使うと「体力低下、やる気の喪失、嘔気、めまい……等々」の重篤《じゅうとく》な副作用が起こってくることが多い。また、こうした陰性の人に、塩分などを制限すると逆療法ということになる。

「茯苓《ぶくりょう》、蒼朮《そうじゅつ》で体内の余分な水分を捨てて体の冷えを取り、芍薬《しゃくやく》、生姜《しょうきょう》、附子《ぶし》で強力に体を温める」というような生薬の配合がなされている。

（6）桂枝加竜骨牡蛎湯《けいしかりゅうこつぼれいとう》

〈成分〉

ケイヒ（桂皮）	リュウコツ（竜骨）
シャクヤク（芍薬）	カンゾウ（甘草）
タイソウ（大棗）	ショウキョウ（生姜）
ボレイ（牡蠣）	

主薬は、竜骨、牡蛎という優秀なカルシウムを豊富に含んだ生薬で、ほかに、桂皮《けいひ》、芍薬、大棗《たいそう》、生姜など、体を温め体力をつける生薬が配合されている。

よって、「体力のない人で、精神不安、不眠、全身倦怠感、手足の冷え、寝汗などを訴え、神経過敏な人の高血圧」に用いられる。

つまり、西洋医学なら、精神安定剤を処方されるような高血圧に効果がある。

同様に、精神安定剤を用いるような患者でも、体力があり陽性ならば、柴胡加竜骨牡蛎湯を用いることについては、すでに述べた。

青春新書
INTELLIGENCE

こころ涌き立つ「知」の冒険

いまを生きる

"青春新書"は昭和三一年に——若い日に常にあなたの心の友として、その糧となり実になる多様な知恵が、生きる指標として勇気と力になり、すぐに役立つ——をモットーに創刊された。

そして昭和三八年、新しい時代の気運の中で、新書"プレイブックス"にその役目のバトンを渡した。「人生を自由自在に活動《プレイ》する」のキャッチコピーのもと——すべてのうっ積を吹きとばし、自由闊達な活動力を培養し、勇気と自信を生み出す最も楽しいシリーズ——となった。

いまや、私たちはバブル経済崩壊後の混沌とした価値観のただ中にいる。その価値観は常に未曾有の変貌を見せ、社会は少子高齢化し、地球規模の環境問題等は解決の兆しを見せない。私たちはあらゆる不安と懐疑に対峙している。

本シリーズ"青春新書インテリジェンス"はまさに、この時代の欲求によってプレイブックスから分化・刊行された。それは即ち、「心の中に自らの青春の輝きを失わない旺盛な知力、活力への欲求」に他ならない。応えるべきキャッチコピーは「こころ涌き立つ"知"の冒険」である。

予測のつかない時代にあって、一人ひとりの足元を照らし出すシリーズでありたいと願う。青春出版社は本年創業五〇周年を迎えた。これはひとえに長年に亘る多くの読者の熱いご支持の賜物である。社員一同深く感謝し、より一層世の中に希望と勇気の明るい光を放つ書籍を出版すべく、鋭意志すものである。

平成一七年　　刊行者　小澤源太郎

著者紹介

石原結實〈いしはら ゆうみ〉

1948年、長崎市生まれ。医学博士。長崎大学医学部卒業、同大学院博士課程修了後、スイス、モスクワ、コーカサス地方などで自然療法や断食療法、長寿食などの研究を行う。現在はイシハラクリニックの院長の他、健康増進を目的とする保養所を伊豆高原で運営。また、TBSラジオ『ドクター石原のえがお元気便』をはじめ、メディアや講演でも活躍中。著書は、『生姜力』(主婦と生活社)、『「食べない」健康法』(PHP研究所)、『「体を温める」と病気は必ず治る』(三笠書房)など280冊以上にのぼり、米国、ロシア、ドイツ、フランス、中国、韓国、台湾などで合計100冊以上が翻訳されている。

高血圧《こうけつあつ》の9割《わり》は「脚《あし》」で下《さ》がる！　青春新書 INTELLIGENCE

2014年11月15日　第1刷
2015年4月1日　第2刷

著者　石《いし》原《はら》結《ゆう》實《み》

発行者　小澤源太郎

責任編集　株式会社プライム涌光
電話　編集部　03(3203)2850

発行所　東京都新宿区若松町12番1号 〒162-0056　株式会社青春出版社
電話　営業部　03(3207)1916　振替番号　00190-7-98602

印刷・中央精版印刷　製本・ナショナル製本

ISBN978-4-413-04436-3

こころ涌き立つ「知」の冒険!

青春新書
INTELLIGENCE

老いの幸福論	吉本隆明	PI·313
100歳まで元気の秘密は「口腔《こうくう》の健康」にあった!	齋藤道雄	PI·314
図説 地図とあらすじでわかる! 倭国伝	宮崎正勝〔監修〕	PI·315
仕事で差がつく! エバーノート「超」整理術	戸田 覚	PI·316
怒るヒント 善人になるのはおやめなさい	ひろさちや	PI·317
図説 歴史で読み解く! 京都の地理	正井泰夫〔監修〕	PI·318
リーダーの決断 参謀の決断	童門冬二	PI·319
いま、生きる 良寛の言葉	竹村牧男〔監修〕	PI·320
その英語、ちょっとエラそうです ネイティブが怒りだす! アブナイ英会話	デイビッド・セイン	PI·321
図説 あらすじでわかる! サルトルの知恵	永野 潤	PI·322
法医学で何がわかるか	上野正彦	PI·323
100歳までガンにならない食べ方 ボケない食べ方	白澤卓二	PI·324
図説 地図とあらすじでわかる! 弘法大師と四国遍路	星野英紀〔監修〕	PI·325
面白いほどスッキリわかる! 「ローマ史」集中講義	長谷川岳男	PI·326
一度に7単語覚えられる! 英単語マップ	晴山陽一	PI·327
60歳からのボケない熟睡法	西多昌規	PI·328
老いの矜持《きょうじ》 潔く美しく生きる	中野孝次	PI·329
図説 地図とあらすじでつかむ! 日本史の全貌	武光 誠	PI·330
子どもの「困った」は食事でよくなる	溝口 徹	PI·331
病気にならない15の食習慣	日野原重明 天野 暁(劉影)	PI·332
老いの特権	ひろさちや	PI·333
子どものうつと発達障害	星野仁彦	PI·334
江戸の暮らしが見えてくる! 吉原の落語	渡辺憲司〔監修〕	PI·335
図説 地図とあらすじでわかる! 平清盛と平家物語	日下 力〔監修〕	PI·336

お願い ページわりの関係からここでは一部の既刊本しか掲載してありません。折り込みの出版案内もご参考にご覧ください。

こころ涌き立つ「知」の冒険！

青春新書
INTELLIGENCE

40歳になったら読みたい李白と杜甫 人生の不本意を生き切る	野末陳平	PI·337
増税のウソ	三橋貴明	PI·338
図説「無常」の世を生きぬく古典の知恵！ 方丈記と徒然草	三木紀人［監修］	PI·339
これがなければ世界は止まる!? 日本の小さな大企業	前屋　毅	PI·340
「中1英語」で ここまで話せる 書ける！	晴山陽一	PI·341
図説『新約聖書』がよくわかる！ パウロの言葉	船本弘毅［監修］	PI·342
「腸ストレス」を取ると 老化は防げる	松生恒夫	PI·343
心が折れない働き方 ブレない強さを身につける法	岡野雅行	PI·344
図説 平清盛がよくわかる！ 厳島神社と平家納経	日下　力［監修］	PI·345
英語 足を引っ張る9つの習慣	デイビッド・セイン	PI·346
ジョブズは何も発明せずに すべてを生み出した	林　信行	PI·347
ヒトの見ている世界 蝶《ちょう》の見ている世界	野島智司	PI·348
仕組まれた円高	ベンジャミン・フルフォード	PI·349
やってはいけない筋トレ いくら腹筋を頑張ってもお腹は割れません	坂詰真二	PI·350
日本人 祝いと祀《まつ》りのしきたり	岩井宏實	PI·351
図説 真言密教がわかる！ 空海と高野山	中村本然［監修］	PI·352
原発の後始末 脱原発を加速させる必要条件	桜井　淳	PI·353
バカに見える日本語	樋口裕一	PI·354
仕事で差がつく 図形思考 見るだけで頭が冴える100題	小林吹代	PI·355
図説 あらすじでわかる！ 今昔物語集と日本の神と仏	小峯和明［監修］	PI·356
「イスラム」を見れば、 3年後の世界がわかる	佐々木良昭	PI·357
いのちの作法 自分の死に時は、自分で決める	中野孝次	PI·358
図説 地図とあらすじでわかる！ 古事記と日本の神々	吉田敦彦［監修］	PI·359
新島八重の維新	安藤優一郎	PI·360

お願い ページわりの関係からここでは一部の既刊本しか掲載してありません。
折り込みの出版案内もご参考にご覧ください。

こころ涌き立つ「知」の冒険!

青春新書

INTELLIGENCE

数学者も驚いた、人間の知恵と宇宙観 一週間はなぜ7日になったのか	柳谷 晃	PI·361
図説 地図とあらすじでわかる! 日本書紀と古代天皇	瀧音能之[監修]	PI·362
この一冊で iPS細胞が全部わかる	石浦章一[監修] 金子隆一[著] 新海裕美子[著]	PI·363
図説 浄土真宗の教えがわかる! 親鸞と教行信証	加藤智見	PI·364
走りこむだけでは、「長く」「速く」走れません やってはいけないランニング	鈴木清和	PI·365
孔子が伝えたかった本当の教え 心を元気にする論語	樫野紀元	PI·366
図説 地図とあらすじでわかる! 最澄と比叡山	池田宗譲[監修]	PI·367
薬がいらない体になる食べ方	溝口 徹	PI·368
プロ野球 勝ち続ける意識改革	辻 発彦	PI·369
図説 江戸の暮らしを支えた先人の知恵! 日本の暦と和算	中村 士[監修]	PI·370
発達障害の子どもが変わる食事	ジュリー・マシューズ[著] 大森隆史[監修] 小澤理絵[訳]	PI·371
日々を味わう贅沢 吉本隆明の下町の愉しみ	吉本隆明	PI·372
戦国武将の謎に迫る! 諏訪大社と武田信玄	武光 誠	PI·373
ガンになる食べ方 消えていく食べ方	済陽高穂	PI·374
日本人はなぜそうしてしまうのか	新谷尚紀	PI·375
「つながりたい」という病 絆ストレス	香山リカ	PI·376
「また、あなたと仕事したい!」と言われる人の習慣	高野 登 志賀内泰弘	PI·377
いま一体、何が起きているのか 変わる中国を読む50のキーワード	浅井信雄	PI·378
なぜ休みになると体調を崩すのか 週末うつ	古賀良彦	PI·379
図説 東京の今昔を歩く! 江戸の地図帳	正井泰夫[監修]	PI·380
最新遺伝学でわかった病気にならない人の習慣	石浦章一	PI·381
「老けない体」は骨で決まる	山田豊文	PI·382
図説 地図とあらすじでわかる! 史記	渡辺精一[監修]	PI·383
仕事が思い通りにはかどる パソコンの「超」裏ワザ	コスモピア パソコンスクール	PI·384

お願い ページわりの関係からここでは一部の既刊本しか掲載してありません。折り込みの出版案内もご参考にご覧ください。

こころ涌き立つ「知」の冒険！

青春新書
INTELLIGENCE

「ナニ様？」な日本語	樋口裕一	PI·385
仕事がうまく回り出す感情の片づけ方	中野雅至	PI·386
自由とは、選び取ること	村上　龍	PI·387
「腸を温める」と体の不調が消える	松生恒夫	PI·388
アレルギーは「砂糖」をやめればよくなる！	溝口　徹	PI·389
動じない、疲れない、集中力が続く…40歳から進化する心と体	工藤公康 白澤卓二	PI·390
図説 生き方を洗いなおす！地獄と極楽	速水　侑［監修］	PI·391
成功する人は、なぜジャンケンが強いのか	西田一見	PI·392
「すり減らない」働き方 なぜあの人は忙しくても楽しそうなのか	常見陽平	PI·394
英語は「リズム」で9割通じる！	竹下光彦	PI·395
図説 地図とあらすじでわかる！伊勢参りと熊野詣で	茂木貞純［監修］	PI·396
誰も知らない「無添加」のカラクリ	西島基弘	PI·397
やってはいけないストレッチ	坂詰真二	PI·398
図説 地図とあらすじでわかる！おくのほそ道	萩原恭男［監修］	PI·399
その英語、仕事の相手はカチンときます	デイビッド・セイン	PI·400
図説 そんなルーツがあったのか！妖怪の日本地図	志村有弘［監修］	PI·401
なぜか投資で損する人の6つの理由	川口一晃	PI·402
この古典が仕事に効く！	成毛　眞［監修］	PI·403
「うつ」と平常の境目 「新型うつ」の9割は医者がつくっている？	吉竹弘行	PI·404
その英語、こう言いかえればササるのに！	関谷英里子	PI·405
図説 地図とあらすじでわかる！遠野物語	志村有弘［監修］	PI·406
できるリーダーはなぜ「リア王」にハマるのか	深山敏郎	PI·407
月1000円！のスマホ活用術	武井一巳	PI·408
人に強くなる極意	佐藤　優	PI·409

お願い ページわりの関係からここでは一部の既刊本しか掲載してありません。折り込みの出版案内もご参考にご覧ください。